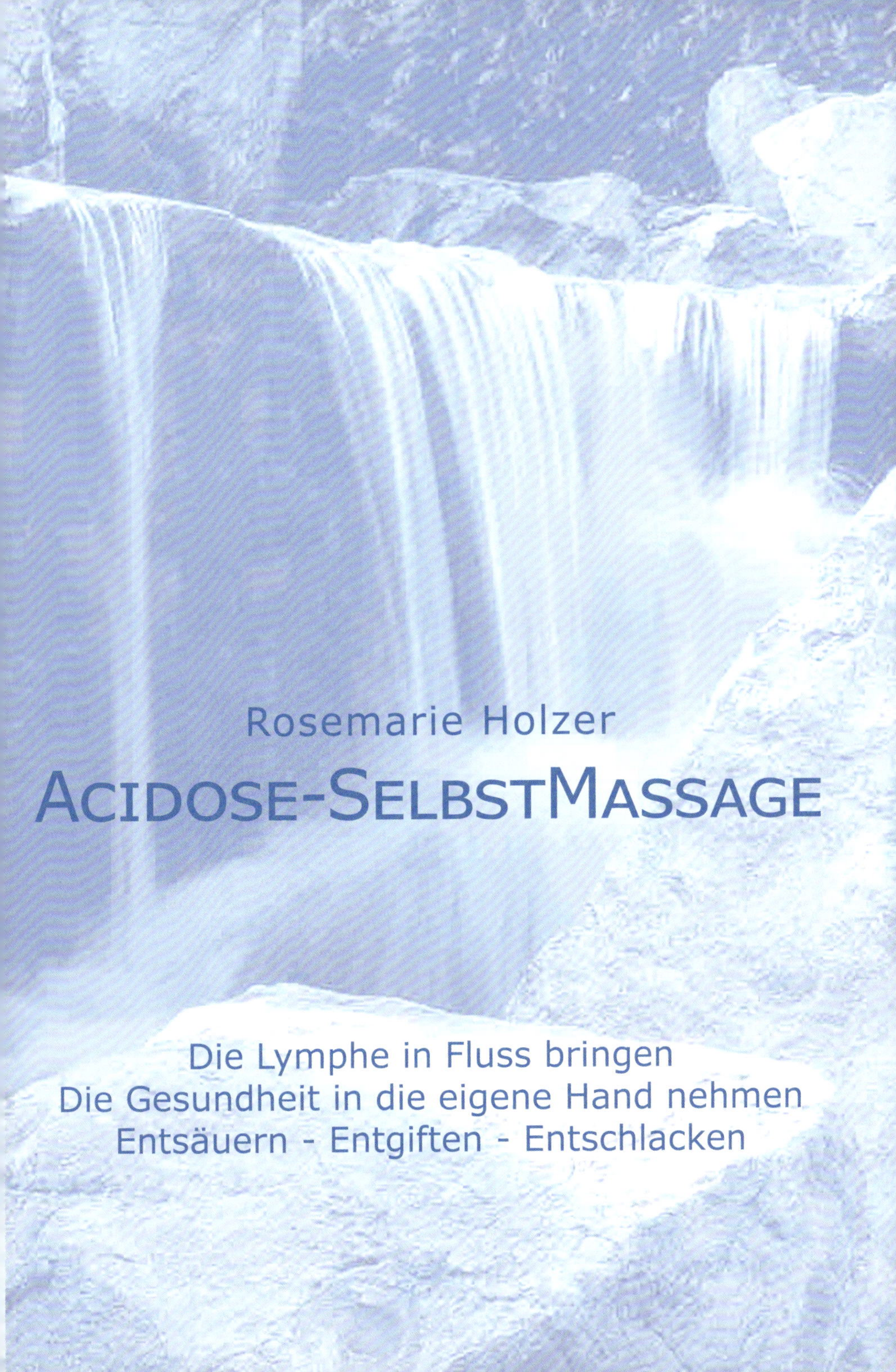
Rosemarie Holzer
ACIDOSE-SELBSTMASSAGE
Die Lymphe in Fluss bringen
Die Gesundheit in die eigene Hand nehmen
Entsäuern - Entgiften - Entschlacken

Bugginger Straße 19 a, 79379 Britzingen
Telefon +49 (0)7631 9370-50; Fax +49 (0)7631 9370-92

Layout, Satz und Umschlag: nr.1 design J. Schulte, 78048 VS-Villingen
Lektorat: textpressis verbis Marianne Schütz, 76829 Landau
Illustrationen: Dr. Karin Wagner, 79379 Britzingen

ISBN: 978-3-9811851-7-1

Erläuterungen zu den mit * markierten Ausdrücken finden Sie
im Glossar ab Seite 94.

Inhalt

Begrifflicher Leitfaden von POTAMOS	**5**
Einleitung **Rosemarie Holzer und Dr. med. A.H. Barth:** **Das Leben in Fluss bringen und in Fluss halten**	**6**
Geleitwort von Norbert Messing	**8**
Säure-Basen-Regulation und Lymphfluss: Die acidotische Lymphblockade	**12**
Praktischer Teil	**15**
Die Hände als Werkzeug	**15**
Die beiden wichtigsten Massagegriffe	**16**
Die Massagegriffe 1-27 von Kopf bis Fuß	**18**
1 – Leisten	18
2 – Axillarbereich	20
3 – Hals	22
4 – Bauch	24
5 – Stirn	26
6 – Jochbein	28
7 – Hals ausstreichen	30
8 – Schädelansatz	32
9 – Nacken	34
10 – Schultern	36
11 – Kreuzbeinbereich - mit den Fäusten	38
12 – Kreuzbeinbereich - mit dem Sägegriff	40
13 – Kreuzbeinbereich ausstreichen	42
14 – Rücken	44
15 – Brustkorb	46
16 – Arme außen	48
17 – Arme innen	50
18 – Bauch	52

19 – Leisten	54
20 – Beine - mit dem Rollgriff	56
21 – Beine - mit dem Wechselgriff	58
22 – Knie	60
23 – Beine ausmelken	62
24 – Beine hinten ausstreichen	64
25 – Füße	66
26 – Nachspüren	72
27 – S-Atmung	74
Die wichtigsten Massagezonen der Fußsohlen und des Fußrückens	76
Die Lymphe und ihre Bedeutung für unsere Gesundheit	**78**
Was ist Lymphe?	78
Lymphkreislauf nach POTAMOS	81
Die Konstitutionstypen nach POTAMOS	83
Wie kommt es zur acidotischen Lymphblockade?	86
Harmonische Lebensführung	**87**
Häufige Beschwerden und chronische Erkrankungen	**88**
Fibromyalgie und rheumatische Beschwerden	88
Gelenkbeschwerden und Arthrosen	89
Kopfschmerz/Migräne	90
Verdauungsstörungen und Stoffwechselerkrankungen	91
Ein Blick zurück auf die Pioniere der Säure-Basen-Theorie	**92**
Glossar	**94**
Danke	**98**
Informationen über POTAMOS	**99**

Begrifflicher Leitfaden von POTAMOS

Acidose ist abgeleitet aus dem lateinischen **acidus = sauer** und bedeutet Übersäuerung. In der Medizin steht Acidose ausschließlich für „Blutacidose". In der Naturheilkunde dagegen ist die Bezeichnung für die Übersäuerung des Gewebes inzwischen üblich und anerkannt.

Wir sprechen in unserem Therapie-Concept von der **latenten Acidose = versteckte Übersäuerung im Gewebe**. Der Biochemiker Friedrich F. Sander prägte diesen Begriff bereits Mitte der 1950er Jahre, weit verbreitet hat ihn mit ihrer Arbeit in den 1970er Jahren die Ärztin Dr. Renate Collier.

Eine **optimale Entsäuerung** und gleichzeitig eine optimale Zufuhr von Basen gelingt nur, wenn die Lymphe im Körper flüssig und durchlässig ist.

Die **"Lymphe" (= lateinisch für ‚klares Quellwasser')** wurde in der Medizin seit der Entdeckung des Blutkreislaufs relativ wenig beachtet. Heute verwenden wir das Wort fast nur mit negativer Bedeutung, z. B. als Lymphkrebs, Lymphknoten, Lymphschwellung oder Lymphödeme.

Dagegen schwärmte Thomas Mann in seinem Roman „Der Zauberberg" von der Lymphe: „*Die Lymphe, das ist das Allerfeinste, Intimste und Zarteste in dem ganzen Körperbetrieb. Man spricht immer vom Blut und seinen Mysterien und nennt es einen besonderen Saft. Aber die Lymphe ist ja erst der Saft des Saftes, die Essenz Blutmilch, eine ganz deliziöse Tropfbarkeit*".

Die **Lymphe** als positiv und äußerst wichtig vor allem **als Ver- und Entsorger** für unsere Billionen von Körperzellen wahrzunehmen, ist das Bestreben (Therapie-Concept) von POTAMOS.

Potamos (= griechisch für ‚Fluss') vermittelt Ihnen ein Lebensprogramm, mit dem **„acidotische Lymphblockaden"** im wahrsten Sinne des Wortes in Fluss gebracht werden können.

Wohlsein, Gesundheit, **das Leben in Fluss zu bringen** – dieser zentralen Aufgabe widmen wir uns bei POTAMOS mit täglich neuer Begeisterung!

Einleitung

Basierend auf dem Motto „Das Leben in Fluss bringen und in Fluss halten“ entwickelten wir über die Jahre ein beispielhaftes Conzept, wie man es in der Schulmedizin nur selten findet, bei dem Arzt bzw. Therapeut und Patient synergetisch zusammenarbeiten. Unter dem Namen POTAMOS (griech. ‚der Fluss’) vereinigen wir Hilfe zur Selbsthilfe, Ausbildungen und eine naturheilärztliche Praxis.

Im Mittelpunkt dieses Ratgebers steht die ACIDOSE-SELBSTMASSAGE, mit der wir die Lymphe in Bewegung halten. Niemand kann das so gut wie Sie selbst.

Unser Körper ist unser Haus, in dem wir uns wohlfühlen sollten. Ein freier Geist kann sich nur in einem gesunden Körper entwickeln.

Überall und zu jeder Zeit, wo auch immer Sie mit Ihren eigenen Händen den Körper berühren können, sollten Sie die Gelegenheit nutzen, die Lymphe dort in Gang zu bringen, sie zu bewegen.
Ihre mit frischer Lymphe, reinem Wasser, der Energiequelle schlechthin, versorgten Körperzellen werden es Ihnen danken: mit besserer Leistung, mit Heilung, mit Vitalität und Wohlbefinden.

Bei der ACIDOSE-SELBSTMASSAGE spüren Sie selbst Ihre Blockaden, also die schmerzhaften Stellen am Körper, auf. Dort, wo es bei der Selbstmassage schmerzt, befindet sich eine latente Acidose (eine versteckte Übersäuerung), ist Ihre Lymphe gestaut. Wir bei POTAMOS nennen dies eine acidotische Lymphblockade.

Die ACIDOSE-SELBSTMASSAGE ist im wahrsten Sinne des Wortes eine „Gewebswäsche“. Sie wirkt anregend, durchblutungsfördernd, lymphaktivierend.

Wir wünschen Ihnen viel Freude beim Umsetzen.

Rosemarie Holzer Dr. med. A.H. Barth

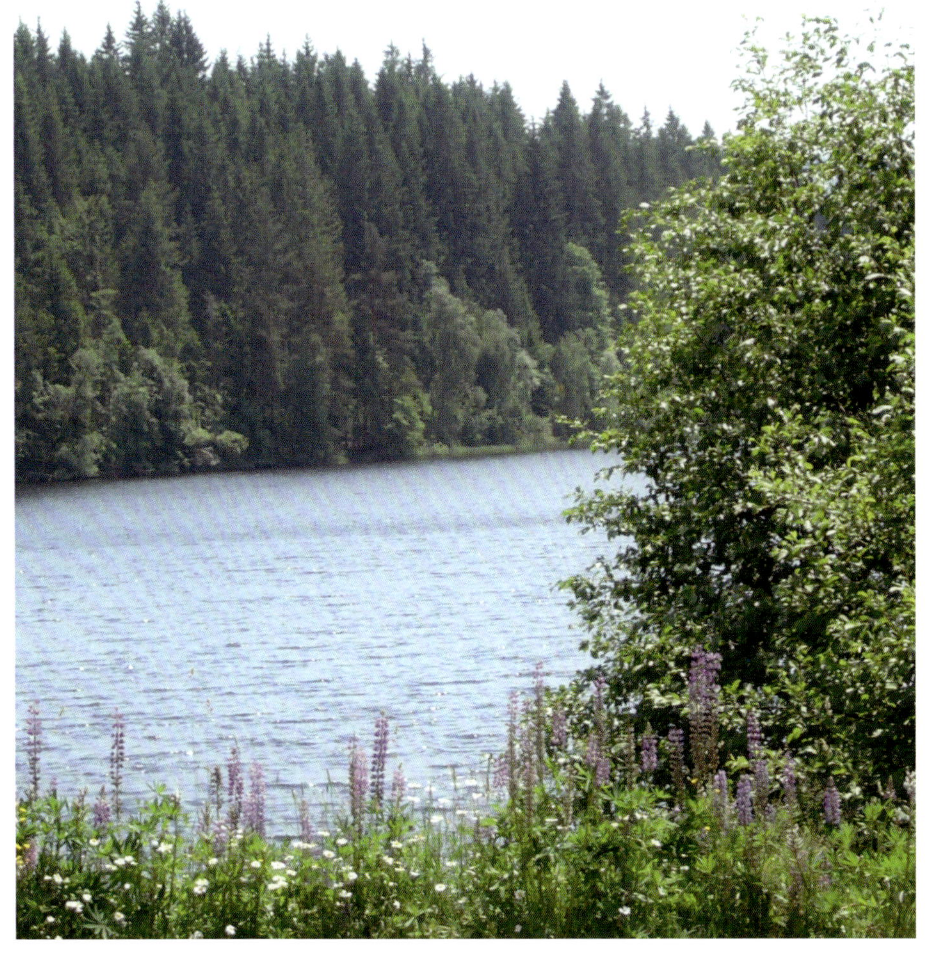

Geleitwort

Die Überschwemmung der Natur und des Körpers mit Säuren ist so etwas wie ein Symbol für das, was man den „modernen Lebensstil" mit allen seinen Risiken und Unausgewogenheiten nennt. Säure steht für die Auflösung von ursprünglich in uns angelegten Strukturen und die Gewaltherrschaft des Menschen über die Natur – Stichwort „saurer Regen", „versauerte", tote Böden – statt des Wirkens in ihr und mit ihren Kräften. Wie drastisch, ja dramatisch dies geschehen ist, zeigt ein Blick auf den pH-Wert des Regens: Ursprünglich betrug dieser 5,6. Seit den 1960-er Jahren verschob sich der Wert in den stark sauren Bereich.

Säure setzt sich nicht nur substanziell im Körper fest, sondern imprägniert auch das Bewusstsein. Deshalb gibt es z. B. so viel Unzufriedenheit, Geltungssucht, Besitzstreben trotz relativer materieller Sicherheit. Säure verformt unsere Charakterkräfte, verbaut nicht nur die Wege zu höherer Gesundheit, sondern auch zu reinerer Erkenntnisschau.

An was es uns spirituell fehlt, hat Friedrich Schiller bereits vor über 200 Jahren (exakt am 20.03.1801) niedergeschrieben, und er hätte sich wohl in seinen pessimistischsten Anwandlungen kaum träumen lassen, wie sehr die Menschheit sich von diesem innerhygienischen, ethischen Erfordernis durch Zerstreuung, Unterhaltungswahn, Orientierung nach außen entfernen würde:
„Der Mensch sollte sich gewöhnen und es sich zum festen Gesetze machen", so verlangte der Dichter und Philosoph, „keinen Tag hingehen zu lassen, ohne, wäre es auch nur eine Viertelstunde, seine ganze Seelenkraft zu üben und sie auf einen einzigen Punkt zu richten."

Was Substanz und Dauer haben soll, muss wachsen, braucht seine Zeit, muss sich auf das Eine konzentrieren, alle Kräfte fokussieren, sich sammeln, und zwar in Stille und nicht im lärmenden Durcheinander des Marktplatzes – um dann, nach hundert Tagen der umsichtigen Sorge, des Bedenkens und sich Kümmerns die Ernte einzubringen.

Auf diese Weise ist die ACIDOSE-SELBSTMASSAGE auch so etwas wie eine körperorientierte Meditation, Aufmerksamkeit, Seelenkraft, die wir auf einen Punkt richten und durch die wir uns wieder sammeln lernen.

Was Sie in Händen haben, ist ein ungewöhnliches Buch. Die ACIDOSE-SELBSTMASSAGE nach Methode Rosemarie Holzer erweitert den Horizont der körperlichen Selbsterfahrung in einem ganz besonderen, zentralen Punkt oder vielen Punkten, wie Sie bei der praktischen Anleitung werden erkennen können.
Sie stellt uns nämlich ein Instrumentarium, ein „Hand-Werkzeug", zur Verfügung für ein umfassendes Großreinemachen im Körper bis in die Haarspitzen.

Entsäuerung, wie sie die ACIDOSE-SELBSTMASSAGE zu vermitteln vermag, wirkt befreiend. Sie sprengt den Panzer, den die Säurestarre im Extrazellularraum* aufgebaut hat. Wir lernen, was es heißt, von Grund auf gesund und wohlauf, behütet im Kosmos zu sein.

Es kann sich dann jenes neue, reine Lebensgefühl einstellen, das der Dichter Rainer Maria Rilke in die Worte gefasst hat:

> *„Ein Glück löste leuchtend aus Himmeln sich los*
> *Und hing mit gefalteten Schwingen groß*
> *An meiner blühenden Seele."*

Die ACIDOSE-SELBSTMASSAGE bringt das, um was es in Sachen gesund und heil werden eigentlich geht, auf den Punkt: Wir müssen unser leiblich-seelisches Wohl und Wehe (wieder) selbst in die Hand nehmen.

Ein Ausweg aus der Misere von Symptomen, Beschwerden, Leiden (statt Lust) am Körper, des vorzeitigen Verbrauchs und Verschleißes unserer leiblich-seelischen Kräfte kann nicht aus dem Tablettenröhrchen geschüttelt werden. Keine Tinkturen (so nützlich sie zur Symptomlinde-

rung und als unterschwelliger Reiz sein mögen), Pülverchen, geheime Ingredienzien reichen auch nur entfernt an die Fertigkeiten der Körperweisheit heran, die uns am besten zu helfen weiß, wenn wir ihr den nötigen Raum zur Entfaltung lassen. Eine solche ideale Hilfe zur Selbsthilfe stellt die ACIDOSE-SELBSTMASSAGE dar – wenn der in diesen Dingen unbeholfene, ungeschulte moderne Mensch, dem in einer künstlichen, „virtuellen" Umgebung längst der Bezug zur eigenen kreatürlichen Körperlichkeit verloren gegangen ist, konkret in die geeigneten Griffe und Kniffe eingeweiht wird.
Dies leistet der vorliegende Ratgeber auf eindrucksvolle, anschauliche und sofort nachvollziehbare Weise von Kopf bis Fuß.

Das wichtigste Mittel, ein zentrales Kernstück zur Entsäuerung über die Lymphe und zur Pflege der körpereigenen Kanalisation halten Sie mit diesem Buch in den Händen die ACIDOSE-SELBSTMASSAGE.
Die Autorin hat sie nach dem Vorbild der Acidose-Therapie entwickelt, die Frau Dr. Renate Collier – ihrerseits an alte Vorbilder wie etwa Dr. F. Sander anknüpfend – erfolgreich einführte und einem weiteren Kreis von Therapeuten und Laien bekannt machte.
Praktizieren Sie diese Methode regelmäßig. Der Lohn der geringen Mühe wird in gesteigerter Bewusstheit und umfassendem Wohlbefinden ausgezahlt – in der „härtesten Währung" im Leben überhaupt: der Gesundheit.

Denn wie Arthur Schopenhauer schon wusste:
„Gesundheit ist nicht alles, aber ohne Gesundheit ist alles nichts."

Stress, Hektik – Charakteristika unserer zeitvergessenen und gleichzeitig zeitversessenen Gegenwart – sind verschleißend, verbrauchend. Sie drehen nicht nur am Schwungrad der aufs Äußerste forcierten, beschleunigten Veränderungen um uns herum, sondern auch am Rad unseres Lebens schlechthin: Sie machen alt – vor der Zeit, und nicht nur am Körper (Degenerationserscheinungen an den Gefäßen, Neigung zu Krebs,

Überempfindlichkeiten, Rheuma, Autoimmunkrankheiten), sondern auch an Geist und Seelenkräften.

Wer dem Teufelskreis, dem Strudel entrinnen will, die den „entwurzelten“ Zivilisationsmenschen am Anfang unmerklich, später scheinbar abrupt und unvermittelt in den Abgrund reißen, muss hier ansetzen: An der Entsäuerung, Ausscheidung und Reinigung führt kein Weg vorbei. Und damit die Prozesse in Gang kommen können, die Starre, die Blockaden gelöst, das Verstockte zum Fließen gebracht werden können, bedarf es eines Anstoßes, eines Lösungsmittels. Eine ganz vorzügliche Handhabe dazu bietet die in diesem Buch beschriebene ACIDOSE-SELBSTMASSAGE nach Rosemarie Holzer.

Norbert Messing

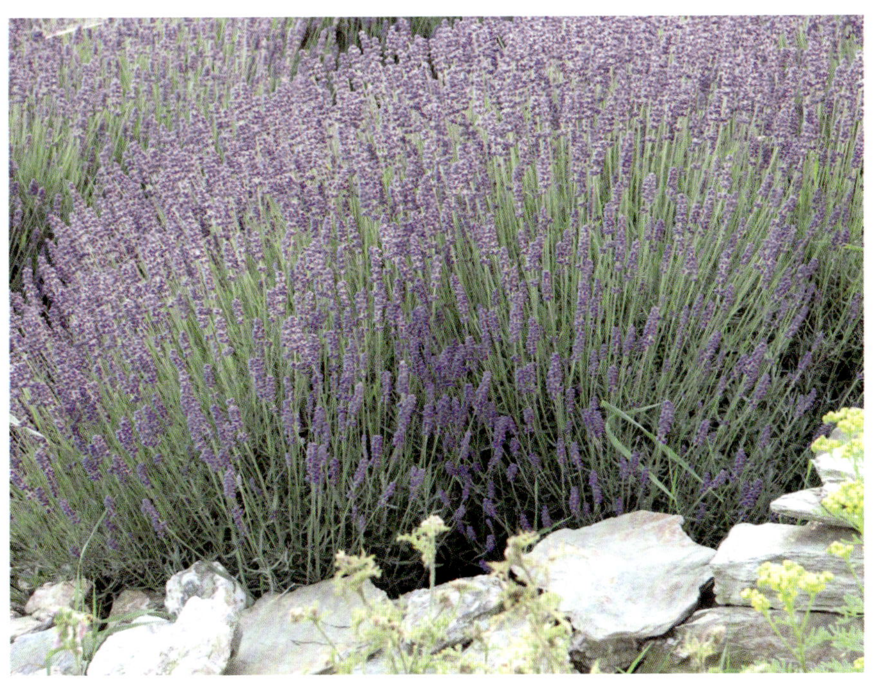

Säure-Basen-Regulation und Lymphfluss: Die acidotische Lymphblockade

Die drei Stufen der Säure-Eskalation nach Dr. med. Renate Collier
I. Die latente (unterschwellige) Übersäuerung – der „Normalfall"
Eine Übersäuerung lässt sich in diesem Falle nicht ohne weiteres messen, auch nicht mit den üblichen Harntests, erst recht nicht im Blut. Aber: die Pufferkapazität des Blutes und der Lymphe ist bereits deutlich herabgesetzt. Es stehen weniger Basen zur Verfügung als nötig wären, um der ständigen Säure-Überlastung zu begegnen.

II. Die akute Übersäuerungskrise – Infektionen und Beschwerden
Manche Therapeuten sehen im Herzinfarkt das Ergebnis einer Übersäuerungskrise oder -katastrophe (Dr. Berthold Kern). Dies ist hier (noch) nicht gemeint. Schon ganz normale Infektionen wie ein Schnupfen oder entzündliche Vorgänge im Körper sind kleine, alltägliche Säurekrisen. Wir alle wissen, wie heftig der Körper in solchen Fällen reagiert, wie total er auf „Ausscheidung" umstellt. Diese verläuft dann schmerzlich über die Schleimhäute, über die Nieren, den Darm, durch Husten, Schwitzen. Solche Krisen sind mehr als nur ein Infektionsgeschehen, das durch die Invasion von Keimen im Organismus hervorgerufen wird, nämlich bereits ein Ausdruck für die Schwächung der lebenserhaltenden Grundregulation.* Eingespielte, frei bewegliche Immunkräfte werden mit Eindringlingen und Störfaktoren aller Art (Viren, Bakterien, Pilze, Krebszellen, Stoffwechselgifte) leichter fertig als dezimierte Abwehrkörper, die überdies noch in Geweben, Flüssigkeiten (Lymphe!) agieren müssen, die säurestarr verhärtet und durch angestaute Stoffwechselrückstände verschlackt sind. Entzündungen, so hat Dr. Michael Worlitschek festgestellt, gehen immer einher mit sauren Stoffwechselvorgängen.
Und Gleiches gilt für zahlreiche andere Beschwerden – Warnzeichen des Körpers, durch die er uns auf entstehendes Ungleichgewicht im Stoffwechselgeschehen aufmerksam machen will.

III. Die chronische Übersäuerung – Zivilisationsleiden

Die chronische Übersäuerung bezeichnen wir bei POTAMOS als „Acidotische Lymphblockade." Hier spielt der Säure-Basen-Haushalt eine grundlegende Rolle:

„Mit acidotische Lymphblockade bezeichnen wir die graduell zunehmende Erstarrung des zellumgebenden Lymphmilieus aufgrund der säurebedingten Verfestigung des darin enthaltenen Eiweißes. Dies führt zu immer stärkerer Versorgungsstörung mit entsprechendem Leistungsausfall und schließlich Krankheit." (Dr. med. A.H. Barth)

Unter einer Lymphverfestigung leiden Organe und schließlich das gesamte Regulationssystem. Die acidotische Lymphblockade mündet nicht selten in chronischer Krankheit, z. B. Fibromyalgie* und rheumatische Beschwerden, Gelenkbeschwerden und Arthrosen*, Kopfschmerz/Migräne oder Verdauungsstörungen und Stoffwechselerkrankungen (vgl. Seite 88 ff.).

Acidotische Lymphblockade lässt schneller altern

Wir sprechen heute von Anti-Aging – die Lymphe in Fluss zu bringen und zu halten, ist der wahre Jungbrunnen in jedem Alter. Der Körper ist einem Zangenangriff aus zwei Richtungen unterworfen: Einmal wurden über Jahre und Jahrzehnte zu viele Säure bildende Stoffe zugeführt, vor allem Zucker, und andererseits zu viel tierisches Eiweiß in Milch und Milchprodukten. Dagegen mangelte es an Basen bildenden Substanzen wie Gemüse, Obst und Getreide, die wir für Gesundheit und Widerstandskraft benötigen.

Die ACIDOSE-SELBSTMASSAGE ist deshalb wichtig, weil sie die Lymphe in Fluss hält und schon bestehende Blockaden lösen kann, die sich sonst immer weiter verfestigen würden. Die „Hand-Heilkunde", wie man die Massage auch nennen könnte, verbessert die Ver- und Entsorgung der

Organe und Gewebe, indem manuell sanft gelockert und gelöst wird, was sich über lange Zeit stoffwechselbedingt niedergeschlagen hat.

Abgesehen davon ist die regelmäßige ACIDOSE-SELBSTMASSAGE in Verbindung mit einer individuellen Ernährung nach der Acidose-Naturküche ein wertvolles Instrument lebenslanger innerer Hygiene – Sie fühlen sich vital, leistungsfähig und wohl.

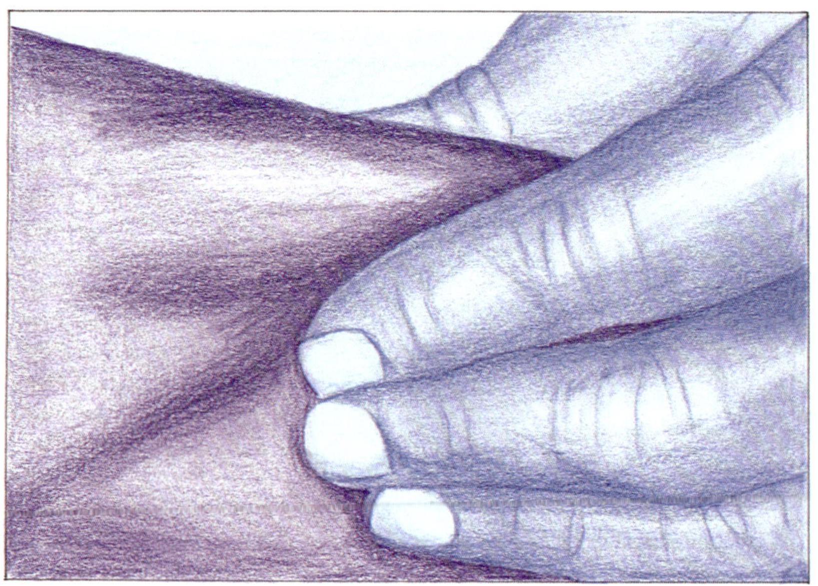

Praktischer Teil

Die Hände als Werkzeug

Unser Körper besteht aus 50-60 Billionen von Zellen, die über die Lymphe – ein Lebenssaft, der oft vernachlässigt wird – ernährt und entsorgt werden. Die Lymphe aus dem gesamten Körper mündet in unserer Mitte, im Bauchraum, und bildet dort den so genannten Hauptlymphsee.

Alles deutet auf eine Sonderstellung der Hand für die menschliche Entwicklung hin. Kulturgeschichtlich betrachtet, kommt der Hand als erstem allgemein gebräuchlichem „Werk"-Zeug eine geradezu überragende Erkenntnis stiftende Bedeutung zu. Der Mensch begriff buchstäblich zuerst, was er dann schließlich begreifen lernte. Er eroberte sich die Welt und die höheren Formen der Zivilisation durch das einzigartige Instrument Hand. Alles was wir bewirken, geschieht durch unsere „Hand"-lung. Die Hand steht aber noch für mehr und für sehr Spezielles:

„Heilende Hände" sind wahrscheinlich das erste und ursprünglichste Therapeutikum unserer Geschichte, die Urform des Heilens schlechthin. Massagepraktiken gehören seit Menschengedenken zu den natürlichen Behandlungsweisen – überall auf der Welt, in allen Kulturkreisen, bei den „Primitiven" (Urvölkern) wie den Hochkulturen und schließlich auch den „zivilisierten" Nationen.

Man denke in diesem Zusammenhang nur an die entsprechenden Therapien des Fernen Ostens, wie sie heute immer mehr Zulauf finden und unter dem Stichwort „Wellness" zum Modetrend geworden sind: die altindische ayurvedische Medizin mit ihren vielfältigen Ölmassagen oder die chinesisch-japanische Akupressur. Über viele Generationen war solches Wissen auch bei uns noch vital, lebendig, vor allem in Kreisen von Laienbehandlern. Heilung blieb in vieler Hinsicht Hand-Werk und erwies sich darin nicht weniger effektiv und sehr viel nachhaltiger als manche hochgelobte moderne Hightech-Therapie.
Erkennbar wird dies auch daran, dass die Hand nicht nur ein in

medizinischer Hinsicht vorzügliches Behandlungsinstrument ist, sondern hier zwei Fähigkeiten miteinander verbunden sind: Diagnostik, z. B. jemandem „auf den Puls fühlen“, und Therapie wie im Falle spezieller Massagen.

Die ACIDOSE-SELBSTMASSAGE berücksichtigt auch ein Grundgesetz des Lebens, das die moderne Pharmazie gründlich aus der Heilkunde ausgetrieben hat: Es kommt auf die individuellen Impulse an, nicht auf die massive Überwältigung des Körpers mit Reizen, chemischen Substanzen und anderen groben Einwirkungen.
Die ACIDOSE-SELBSTMASSAGE arbeitet einfühlsam mit kleinen Reizen, mit denen wir große Wirkung erzielen.
Das weiche Wasser höhlt bekanntlich den Stein. In der ACIDOSE-SELBSTMASSAGE wirkt die überwältigende Kraft der sanften, einfühlsamen Impulse.

Die beiden wichtigsten Massagegriffe

Optimal ist es, jeden Griff 3 x durchzuführen. Aber auch hier gilt die Regel: besser einmal als keinmal.
Falls Sie nur Teile aus dem Gesamtprogramm praktizieren, ist es immer wichtig, vorab den Bauchraum zu massieren.

Was die Haupt“problemzonen“ Beine/Oberschenkel und Cellulite* angeht: Denken Sie daran, dies sind Lymphstaus aufgrund von Blockaden im Hauptlymphsee Bauchraum. Wenn Sie diese angehen wollen, massieren Sie bitte nicht nur die Beine, sondern den gesamten Körper und immer auch den Bauchraum.

Tipp:
Grundsätzlich empfehlen wir, die ACIDOSE-SELBSTMASSAGE bei uns im POTAMOS oder bei einem Therapeuten oder Praktiker in Ihrer Nähe kennen zu lernen. Die Adressen finden Sie unter www.potamos.de/hilfe.html.

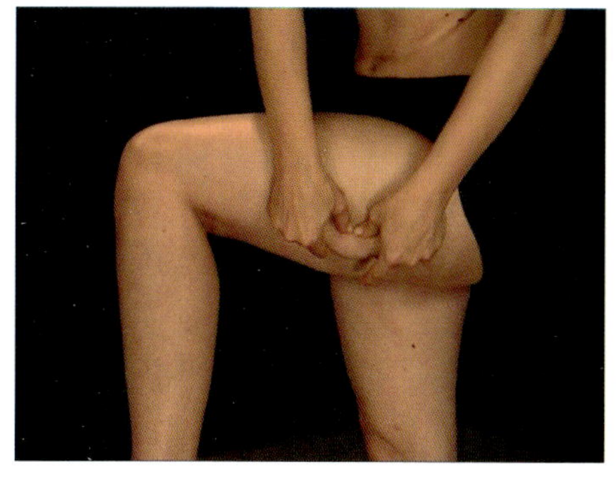

Aktivieren mit dem Rollgriff ...

... mit einer Hand:
Die Hautfalte zwischen Daumen und Finger packen, leicht hochziehen (wie das Fell z. B. einer Katze), heranziehen oder wegschieben (nach eigenem Wohlgefühl).

... mit beiden Händen:
Mit beiden Händen die Hautfalte packen, mit den Daumen wegschieben. Die Daumen bilden einen Bug wie ein Boot, das gegen die Wellen fährt.

Bei Venenschwäche und Neigung zu Krampfadern leicht und ohne Druck arbeiten.
Tipp: Mehr Massageöl nehmen.

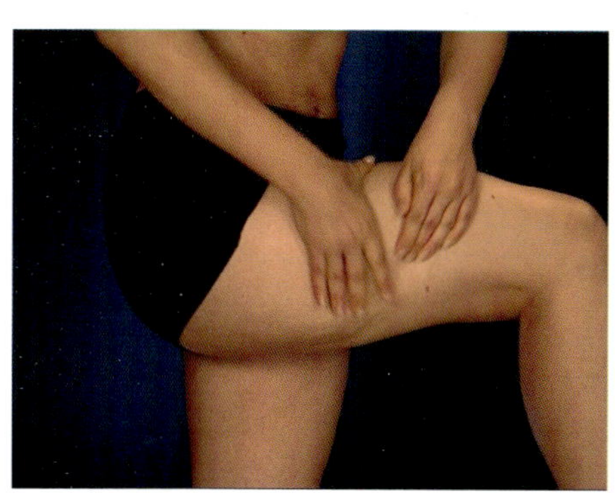

Harmonisieren mit dem Wechselgriff

Die Hautfalte mit beiden Händen fassen und abwechselnd rechts-links-rechts-links-usw. ohne loszulassen, durchkneten oder auswringen.

1 Leisten

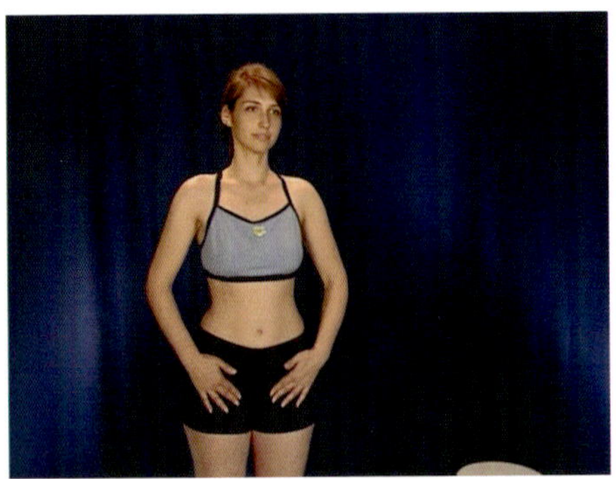

Aktivieren des Lymphabflusses aus den Beinen zum Becken:

Bei Venenproblemen der Beine,
Lymphabflussstörungen der Beine,
z. B. Ödeme*, Cellulite*, offene Beine (Ulcus cruris*),
bei Neigung zu Beinkrämpfen,
Knie- und Fußproblemen aller Art.

Die Hände auf die Leisten legen und mit leichtem Druck Richtung Bauch kreisend ablymphen, langsam und bewusst.

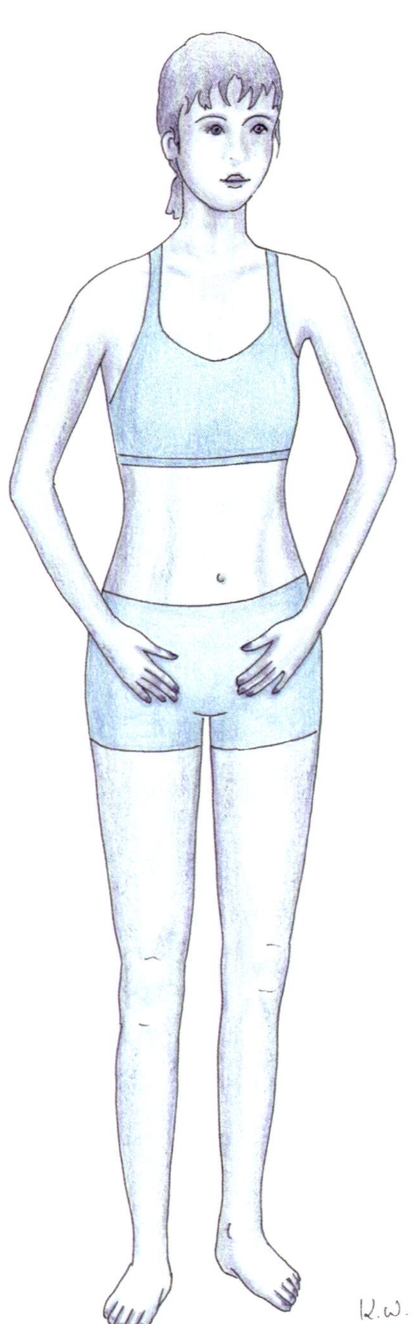

2 Axillarbereich

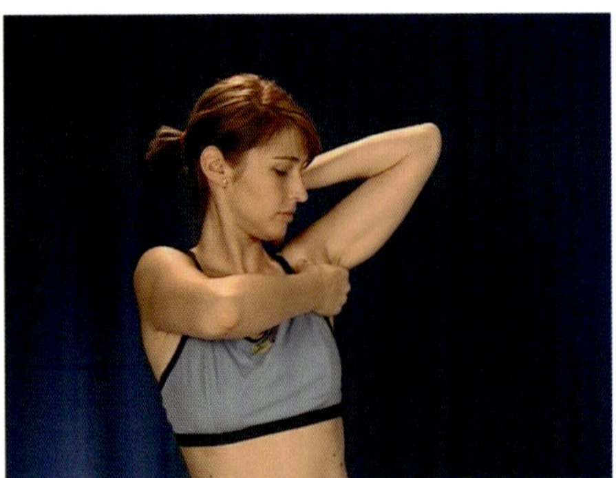

Aktivieren des Lymphabflusses aus den Armen und Händen, aber auch aus dem Brustraum (Herz, Lunge, Bronchien) und der Brustdrüse (Mamma*).

Wichtig bei Lymphblockaden aufgrund von einschnürendem BH.

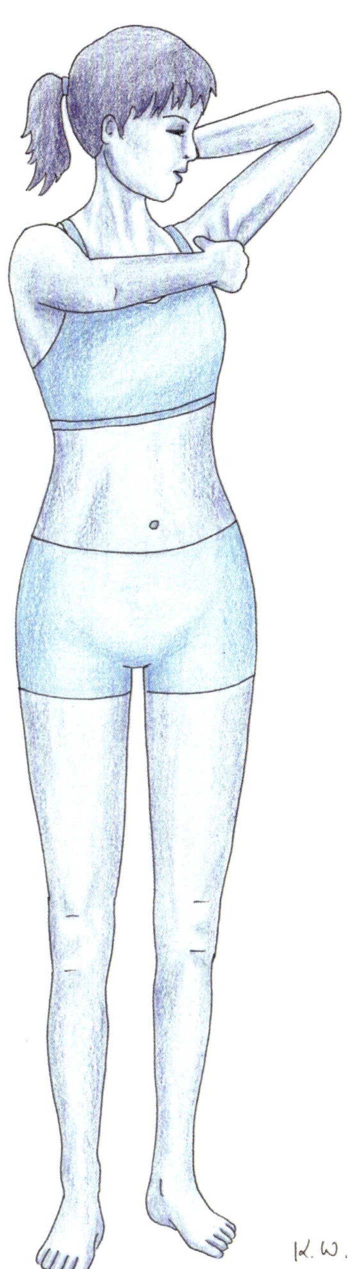

Die Hautfalte hinter der Achselhöhle packen und nach vorne ziehen. Auf diese Weise den ganzen Axillarbereich von allen Stauungen freimachen.

Zur anderen Seite gehen. Auch hier kräftig zupacken und von hinten nach vorne ablymphen.

3 Hals

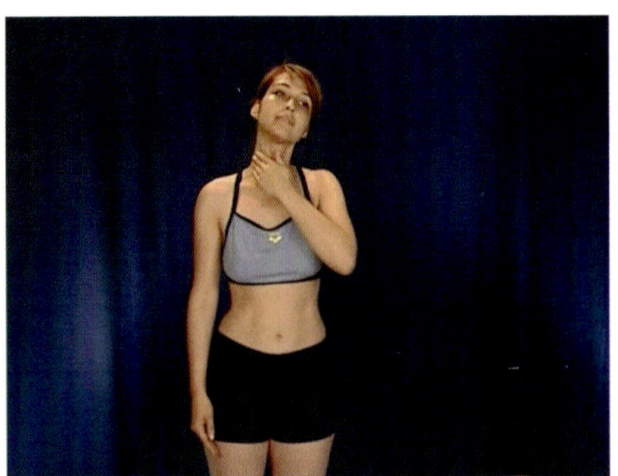

Aktivieren der Lymphe seitlich am Hals,
dem Hauptabflussgebiet für Gesichts- und Hirnschädel.

Hilfreich bei allen Krankheiten des Kopfes und Halses,
von Migräne bis Akne,
von Konzentrationsstörungen bis Schnupfen und Nasennebenhöhlenentzündungen.

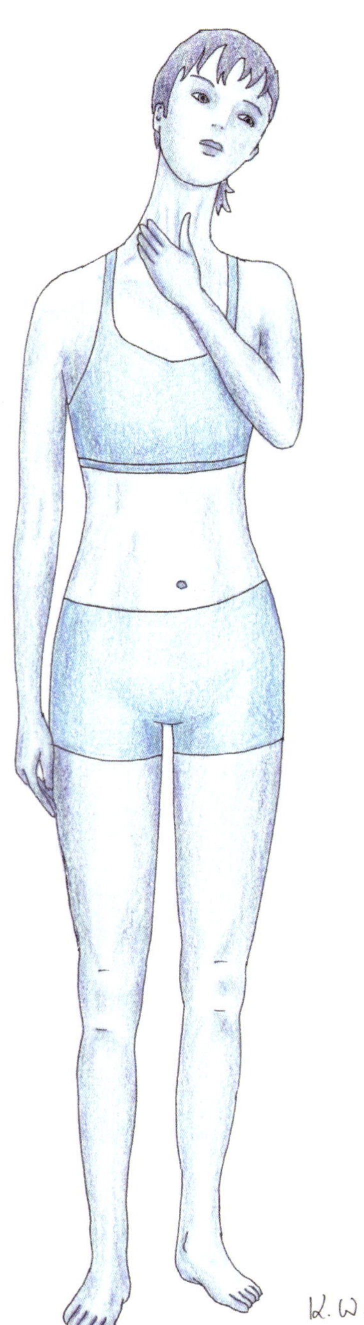

Mit der linken Hand die rechte Halsseite von oben nach unten kreisförmig ablymphen in Richtung Schultergelenk (seitliches Halsdreieck*).

Dann mit der rechten Hand die linke Halsseite ablymphen, langsam und bewusst, sich einspüren.

4 Bauch

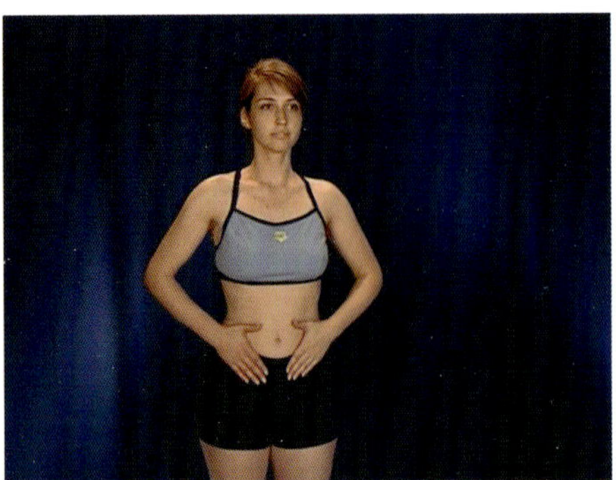

Der Bauchraum bildet den so genannten Hauptlymphsee,
die Zentrale für die Lymphe des gesamten Körpers.

Die Bauchselbstmassage können Sie zu Ihrem Wohlbefinden auch isoliert mehrmals am Tag durchführen. Dann kommen auch hartnäckige Lymphblockaden immer mehr in Fluss.

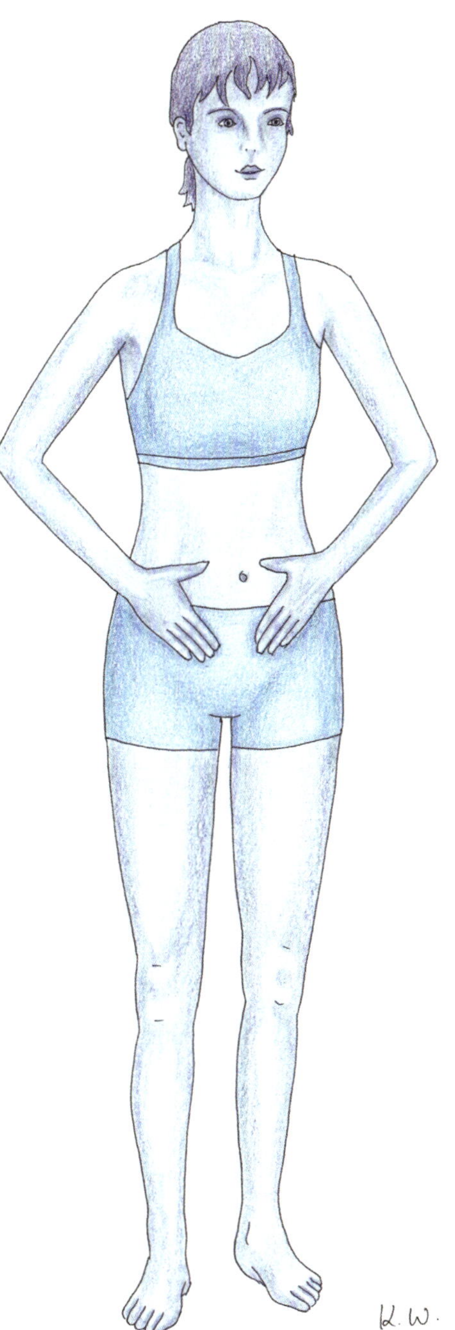

Wir legen die Hände mit leichtem Druck auf den Bauch, sodass der Nabel dazwischen durchschauen kann.
Beim Ausatmen bewegen wir unter der Bauchdecke den Darm kreisend von unten nach oben Richtung Nabel.
Wenn der Atem kommt,
lassen wir die Hände ruhig liegen und spüren nach.

Wir massieren den Bauch so lange, bis er sich warm anfühlt.
Unser Bauch, unsere Mitte ist wichtig.
Die Lymphe des gesamten Körpers fließt zu dieser Mitte.

5 Stirn

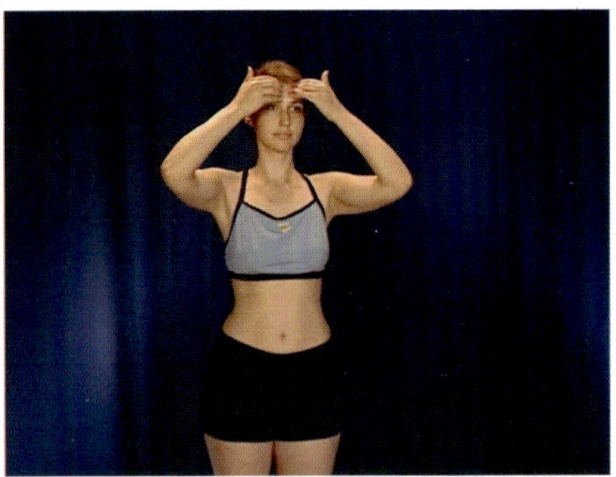

Aktivieren der Lymphe des Gehirns:
Hilft beim Stressabbau,
Kopfschmerzen aller Art werden gelindert.

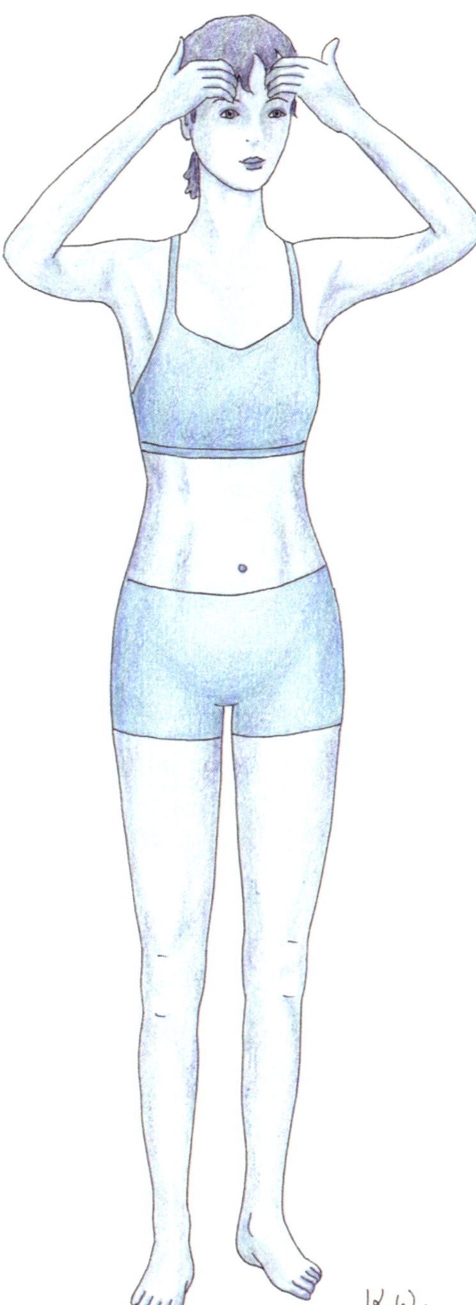

Wir legen die Fingerkuppen beider Hände an die Stirn und klopfen von vorne nach hinten (Stirnband).

6 Jochbein

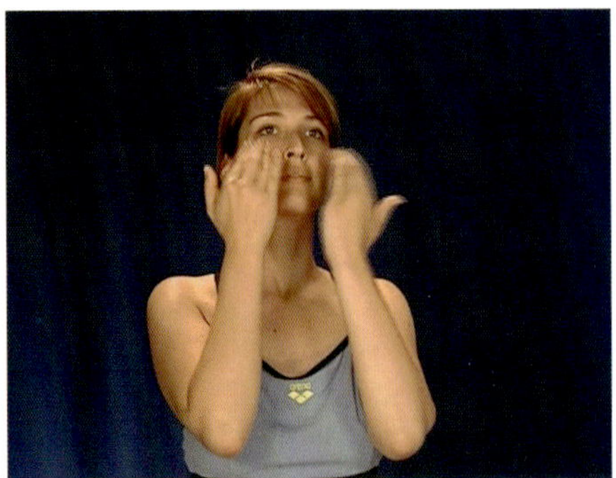

Ödeme* im Gesicht, z. B. nach Übernächtigung,
werden gelöst und können abfließen.
Die Lymphe der Augenhöhlen wird mobilisiert.
Lymphverfestigungen in Nase und Nasennebenhöhlen werden gelöst.

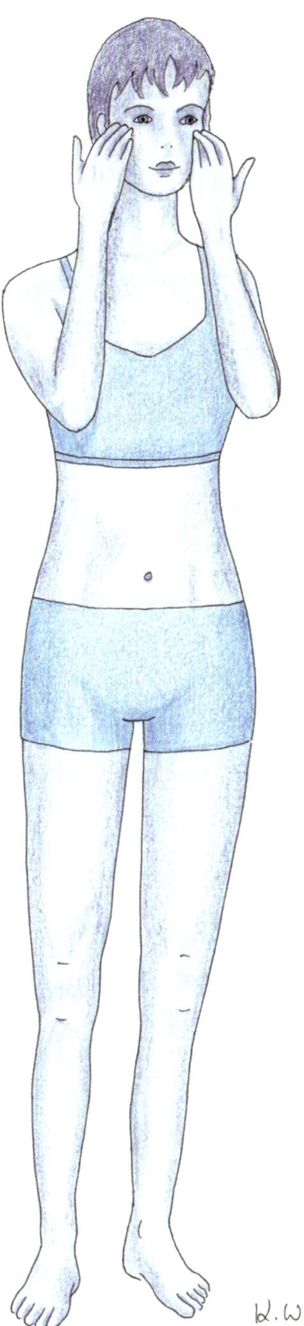

Seitlich der Nase klopfen wir
mit den Fingerspitzen
auf die Jochbeine bis zu den
Ohren, dann weiter zum Kinn.

7 Hals ausstreichen

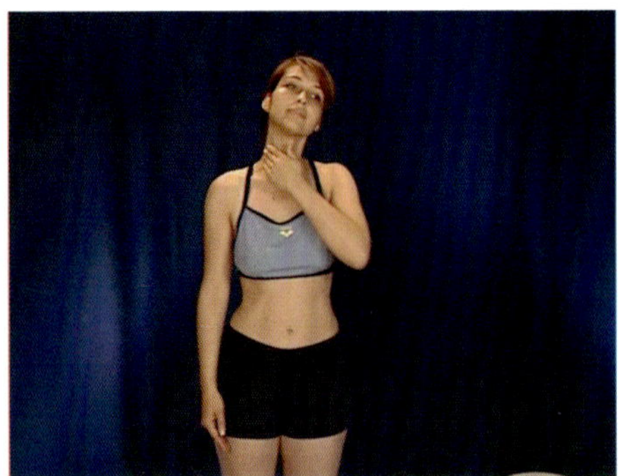

Die verflüssigte Lymphe aus dem Kopf kann besser abfließen.

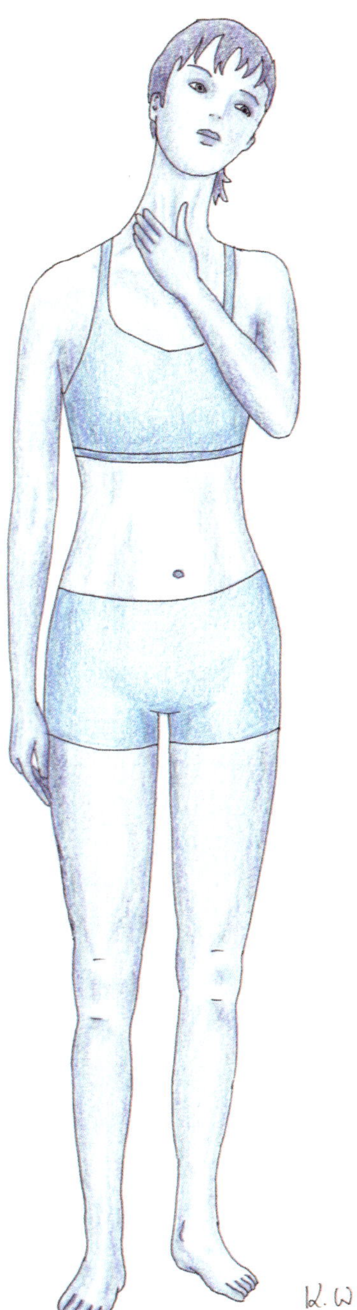

Mit der flachen linken Hand streichen wir über die rechte Halsseite, um die angestaute Lymphe nach unten und seitlich Richtung Schultergelenk abzutransportieren.

Dann wechseln wir die Seite, streichen also mit der rechten Hand die linke Halsseite ab.

8 Schädelansatz

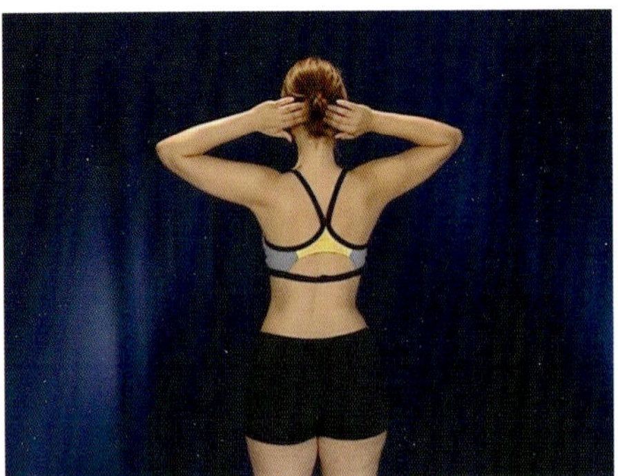

Mobilisieren der Lymphe des Kleinhirns (Liquor*) und der Brücke des Hirnstamms (Pons).

Impuls für das Atemzentrum, die vegetativen Zentren, Minderung des Liquordrucks im Großhirn durch Verbesserung des Abflusses in den Wirbelkanal (vgl. Atlastherapie*).

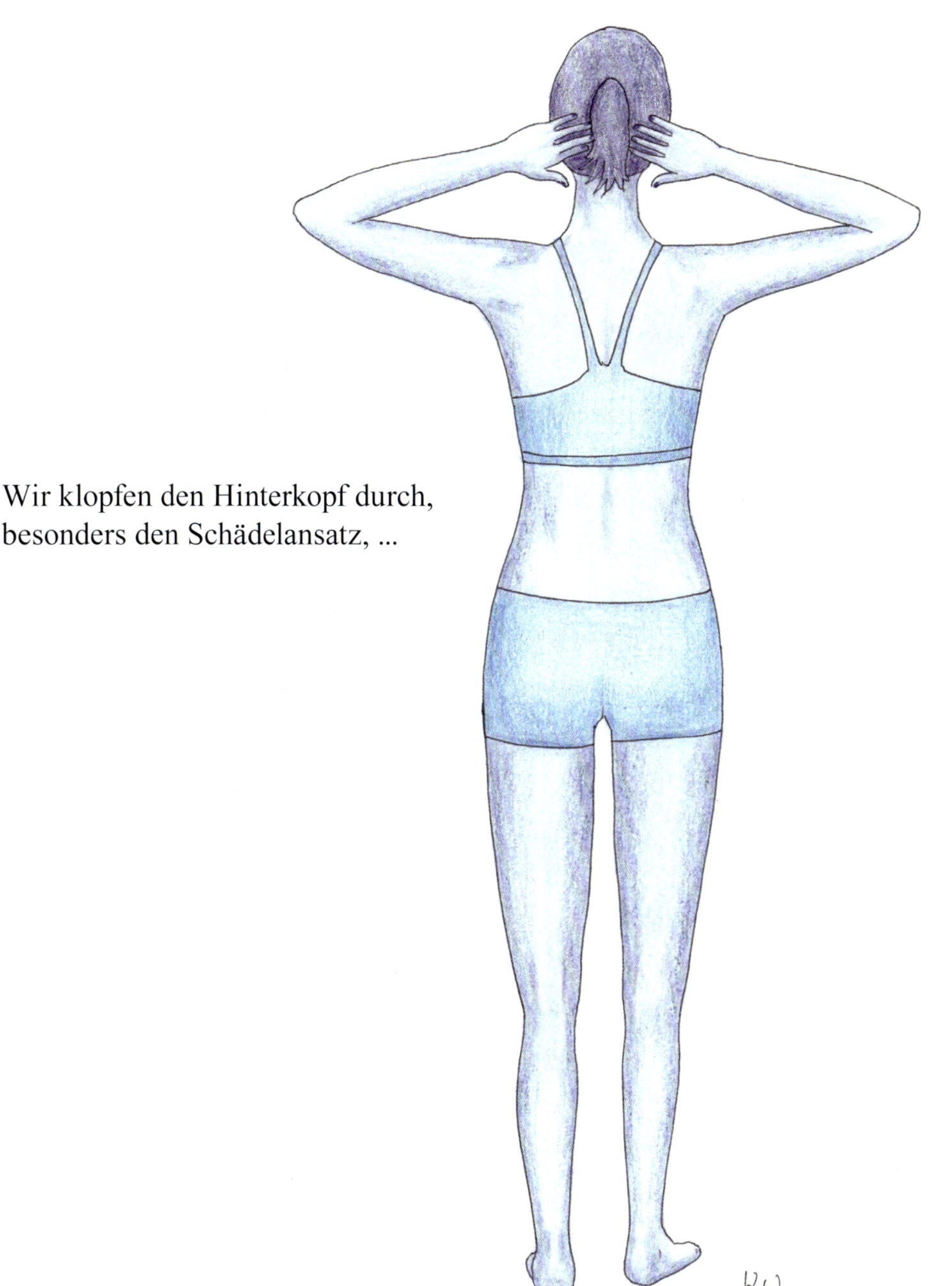

Wir klopfen den Hinterkopf durch, besonders den Schädelansatz, ...

9 Nacken

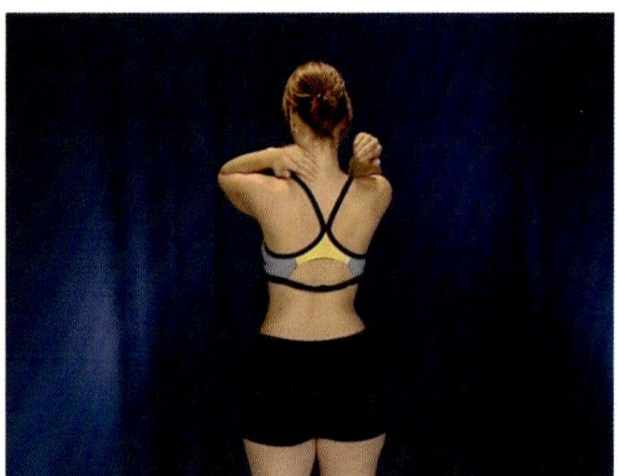

Verfestigungen rechts und links der Halswirbelsäule werden gelöst und geben die Bahn frei für den Hauptlymphabfluss über den Rücken zum Bauchraum.

Vor allem bei Kopfschmerzen,
Beschwerden im Gesicht, auch in den Nasennebenhöhlen,
bei Zahnschmerzen,
bei Schulter-Arm-Syndrom.

... gehen seitlich der Halswirbelsäule nach unten und verfolgen den Trapezmuskel* bis zum Schultergelenk.

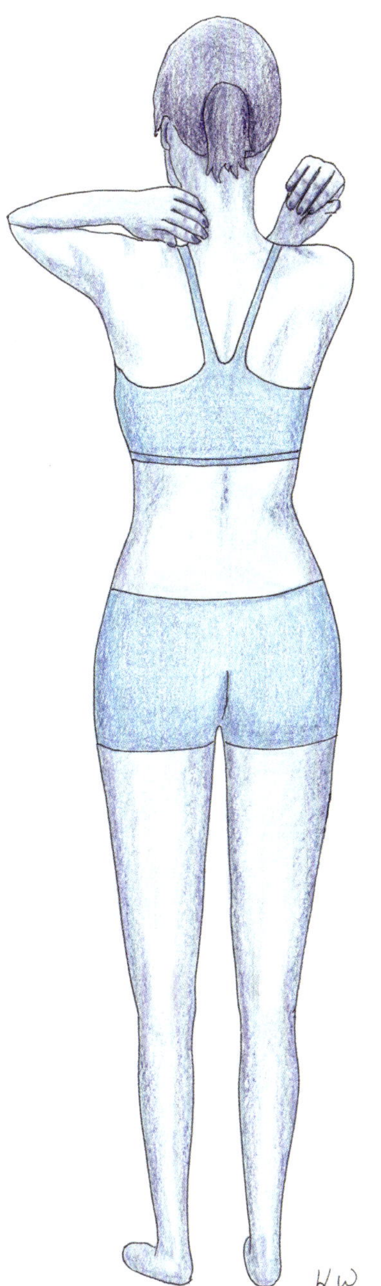

10 Schultern

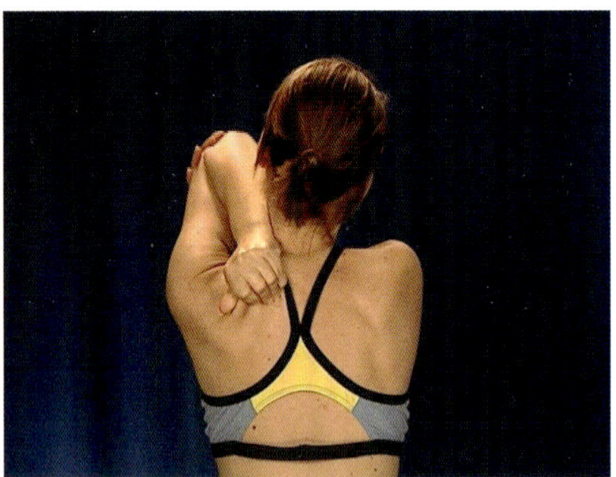

Verspannungen und Blockaden in Schulterbereich, den Oberarmen und zwischen den Schulterblättern – im so genannten Lymphsumpf – werden gelockert und gelöst.

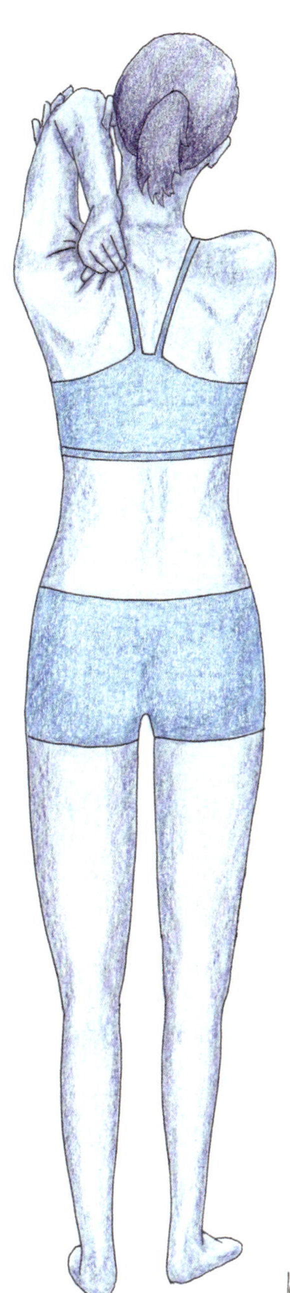

Wir legen die linke Hand zwischen die Schulterblätter, schieben mit der rechten Hand den Ellbogen so weit wie möglich nach oben.
Zwischen Wirbelsäule und Schulterblatt packen wir eine Hautfalte und ziehen diese über den Trapezmuskel nach vorne zum seitlichen Halsdreieck.

Jetzt ebenso auf der anderen Seite: im Lymphsumpf zwischen den Schulterblättern neben der Wirbelsäule die Hautfalte packen und nach vorne ziehen.

11 Kreuzbeinbereich - mit den Fäusten

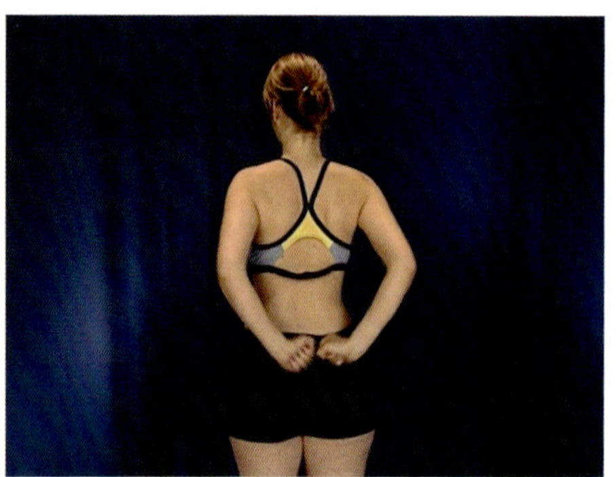

Aus dem Kreuzbein austretende Nervenbahnen, die den Unterleib versorgen, werden entstaut, der Lymphabfluss aus den Oberschenkeln zum Bauchraum gefördert.

Beschwerden im Unterbauch und
den Organen des kleinen Beckens
– von Blasenentzündung über Myome* und Eierstockszysten* bis zu Stuhlverhalt –
sowie in den Beinen, z. B. Cellulite,
werden gemildert.

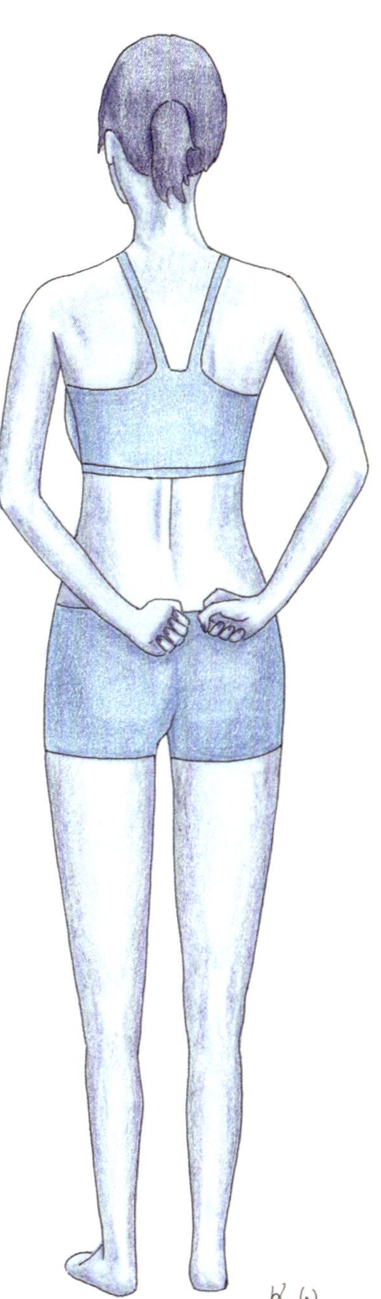

Wir setzen beide Fäuste links und rechts des Kreuzbeins an und rubbeln kräftig den Kreuzbeinbereich durch.

12 Kreuzbeinbereich - mit dem Sägegriff

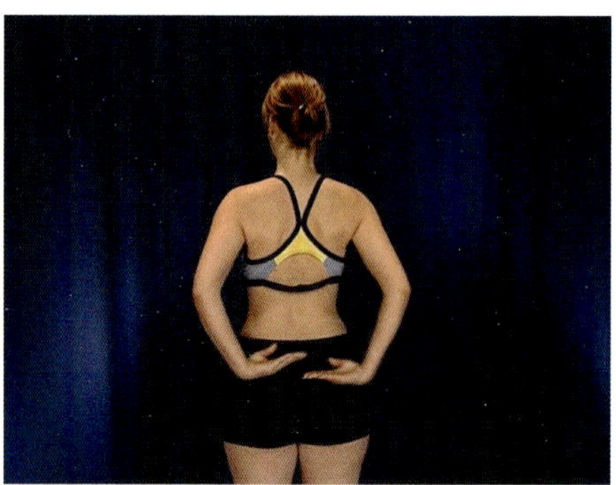

Die wohltuende Wärme des Sägegriffes durchflutet das ganze Becken bis in die Oberschenkel.

Auch der Sägegriff hilft bei Beschwerden
im Unterbauch und
in den Beinen.

Wir „sägen“ mit den inneren Handkanten diagonal über das Kreuzbein.

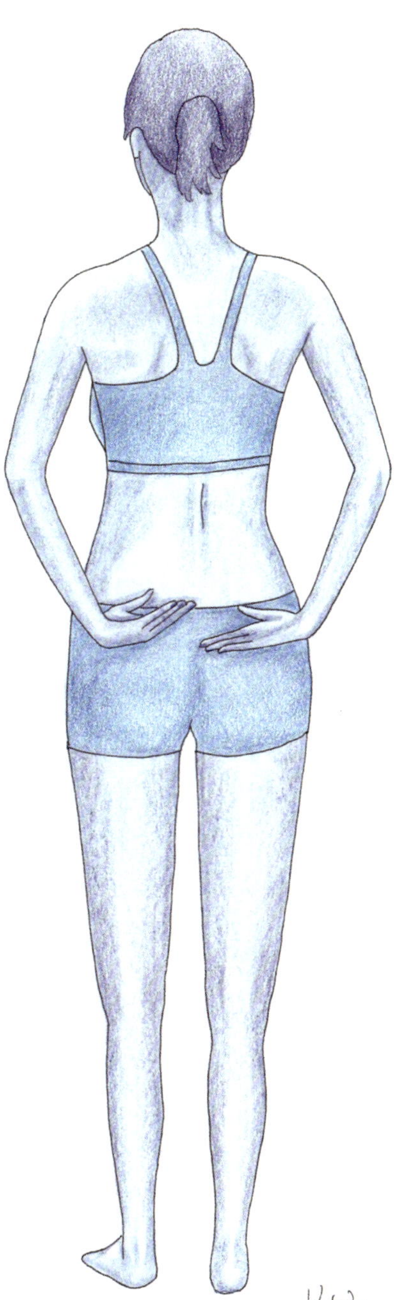

13 Kreuzbeinbereich ausstreichen

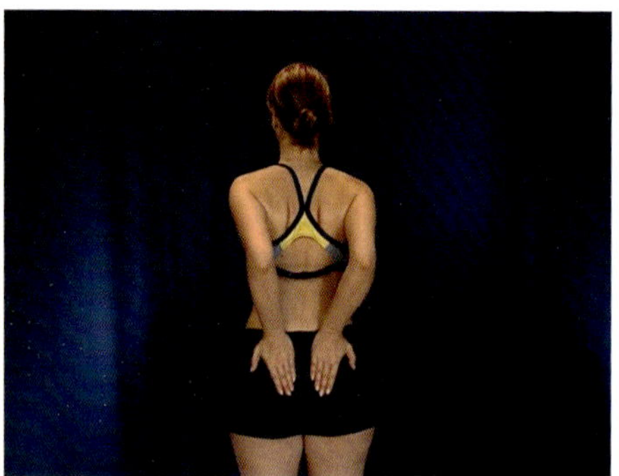

Harmonisierung des gesamten Kreuzbein- und Lendenbereichs. Die verflüssigte Lymphe wird zum Bauchsee geleitet.

Wir legen beide Hände flach auf den Kreuzbeinbereich und streichen nach vorne aus.

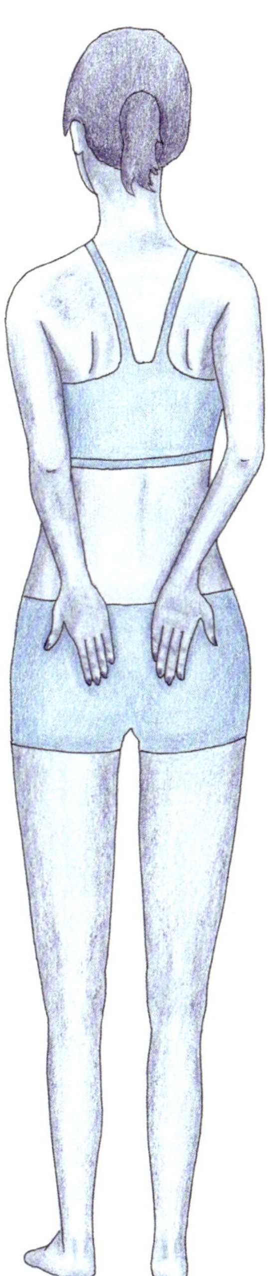

14 Rücken

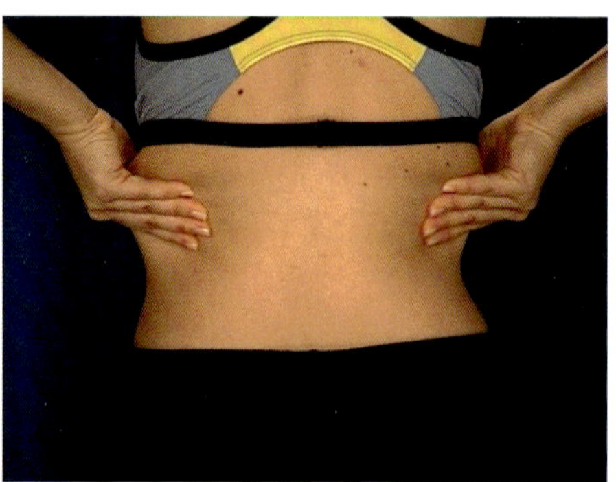

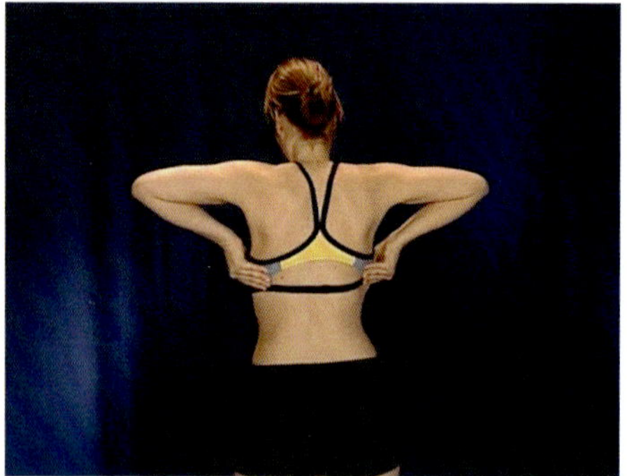

Lymphatische Verfestigungen rechts und links der Wirbelsäule werden in Richtung Bauchraum bewegt.
Die Nieren werden entstaut und damit die Nierenfunktion verbessert, das Qi* wird angeregt.

Die Mobilisierung betrifft nicht nur die hintere Bauchwand, sondern auch die in der Tiefe liegenden Zisternen des Hauptlymphsees, die so genannte Radix*.

Eine positive Einwirkung auf die Darmfunktion ist relativ schnell zu spüren.

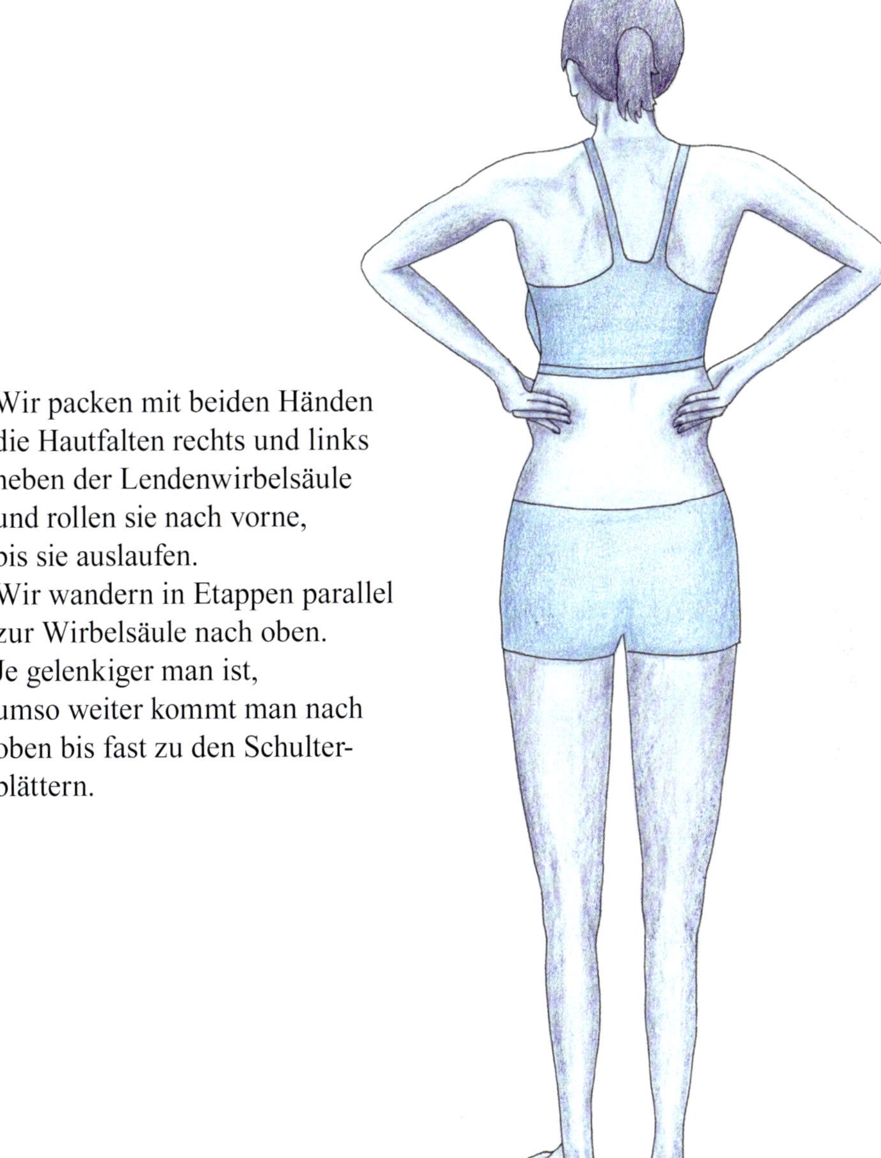

Wir packen mit beiden Händen die Hautfalten rechts und links neben der Lendenwirbelsäule und rollen sie nach vorne, bis sie auslaufen.
Wir wandern in Etappen parallel zur Wirbelsäule nach oben.
Je gelenkiger man ist, umso weiter kommt man nach oben bis fast zu den Schulterblättern.

15 Brustkorb

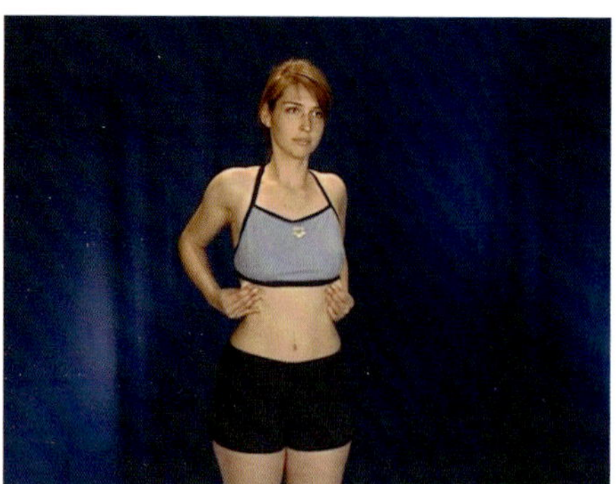

Die Massage des Brustkorbs befreit von Ablagerungen auf den Rippen, im Weichteilbereich zwischen den Rippenbögen kann der Solarplexus* aktiviert werden.
Auch die Oberbauchorgane – Magen, Bauchspeicheldrüse, Leber/Galle, Milz – werden entstaut.

Wir packen die Hautfalten
beidseitig auf Brusthöhe
und schieben sie mit den Daumen
über die Rippenbögen
in Richtung Nabel.
Wir wandern in Etappen
bis zur Taille hinab
immer Richtung Nabel.

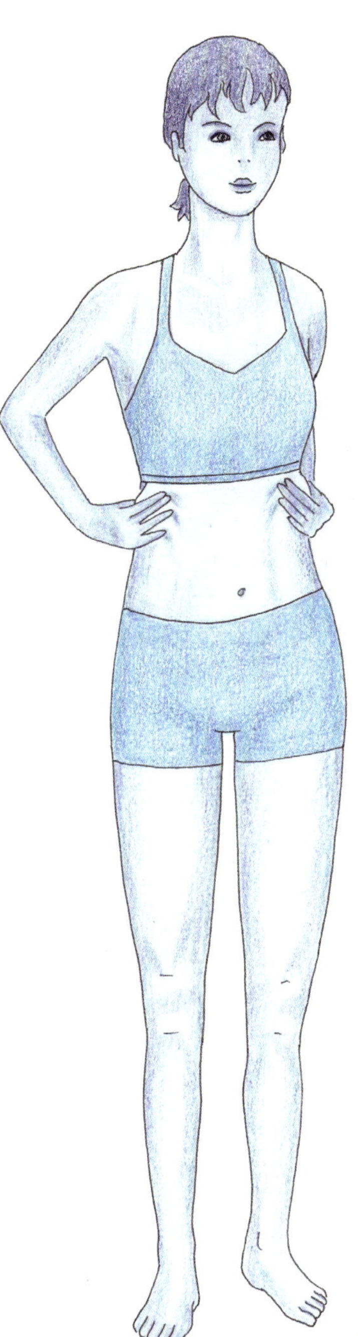

16 Arme außen

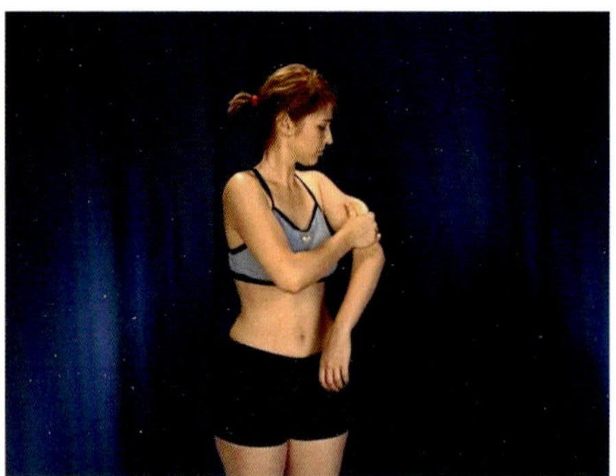

Den Umfang der Oberarme sowie die Oberarm-Cellulite können wir mit regelmäßiger Selbstmassage reduzieren.
Auch die Muskulatur der Unterarme wird mobilisiert, was die Beweglichkeit von Fingern und Händen verbessert.
Lymphatische Verhärtungen im Handgelenk (M. Dupuytren*) und in den Händen (Karpaltunnelsyndrom*) werden günstig beeinflusst.

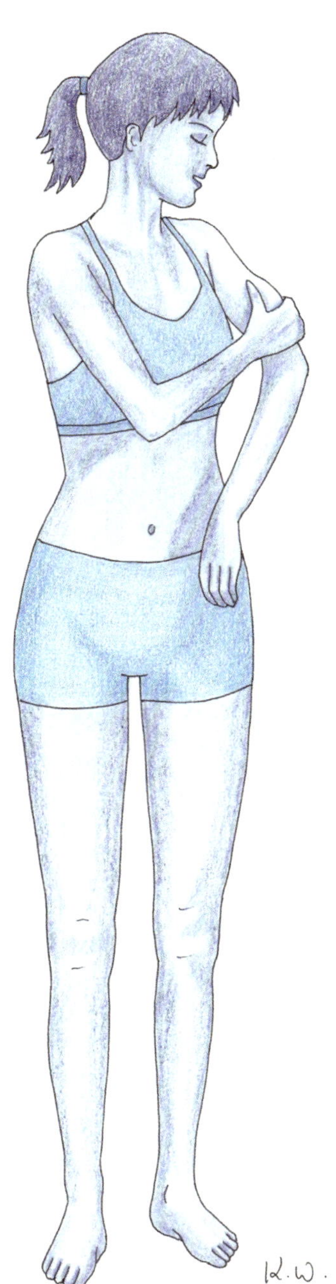

Wir packen mit der rechten Hand die Hautrolle am Oberarm und schieben sie mit dem Daumen weg.

Wir massieren so mit dem Rollgriff den Arm hinunter bis zur Hand, entsäuern Stück für Stück das Gewebe und entstauen die Lymphe.

Arm und Hand werden leicht und elastisch.

Ebenso verfahren wir mit dem anderen Arm.

17 Arme innen

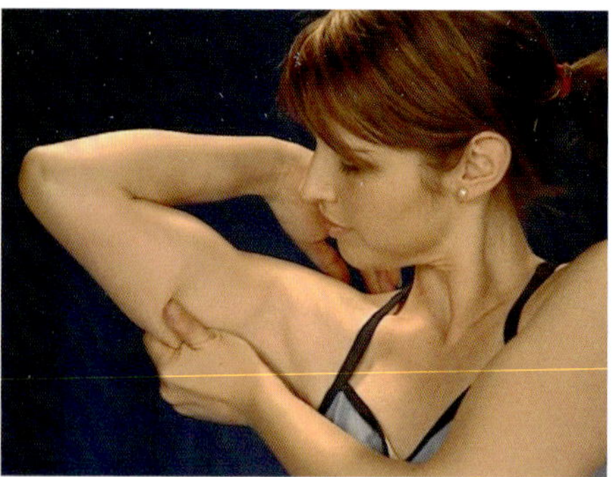

Zur Stärkung des Tonus* und zur Verbesserung der Elastizität des Gewebes bei schlaffen Oberarmen ist diese Massage besonders hilfreich.

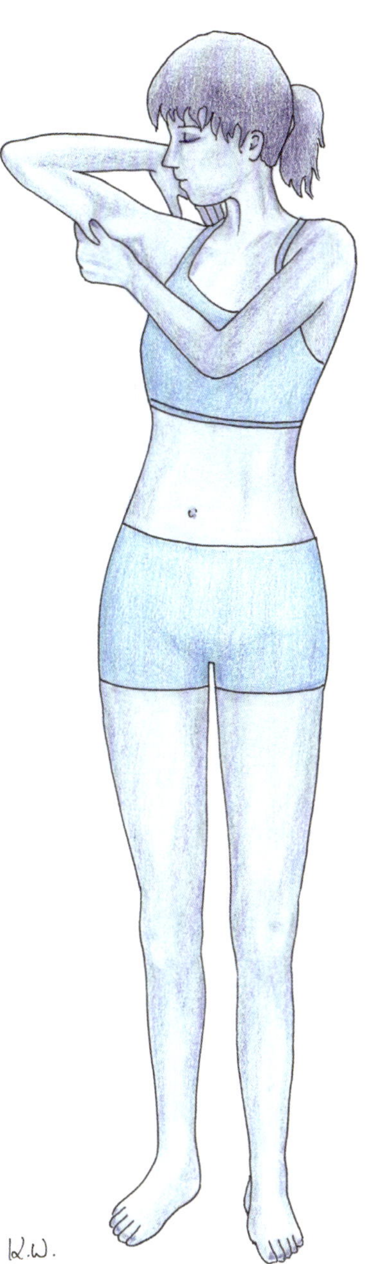

Wir packen mit der linken Hand die Hautrolle an der Innenseite des rechten Oberarms und schieben sie mit dem Daumen weg.

Wir massieren so mit dem Rollgriff die Arminnenseite nach unten bis zur Hand.

Ebenso bearbeiten wir den linken Arm.

Sollte es weh tun,
bitte Öl nehmen,
um die Massage zu erleichtern.

18 Bauch

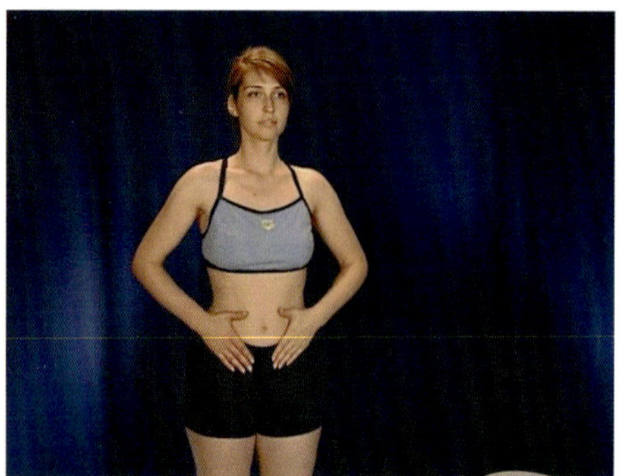

Der Hauptlymphsee Bauchraum wird aufnahmefähig und erleichtert den Zufluss aus der Peripherie* des Oberkörpers,
aus Armen, Kopf und Brustkorb (Herz, Bronchien, Lunge!).

Wir legen die Hände auf den Bauch
und aktivieren ihn nochmals
mit der Bauch-Selbstmassage:
Den Atem kommen lassen und
beim Ausatmen den Bauch
massieren, damit alle Lymphe
in den Bauchraum abfließen kann.

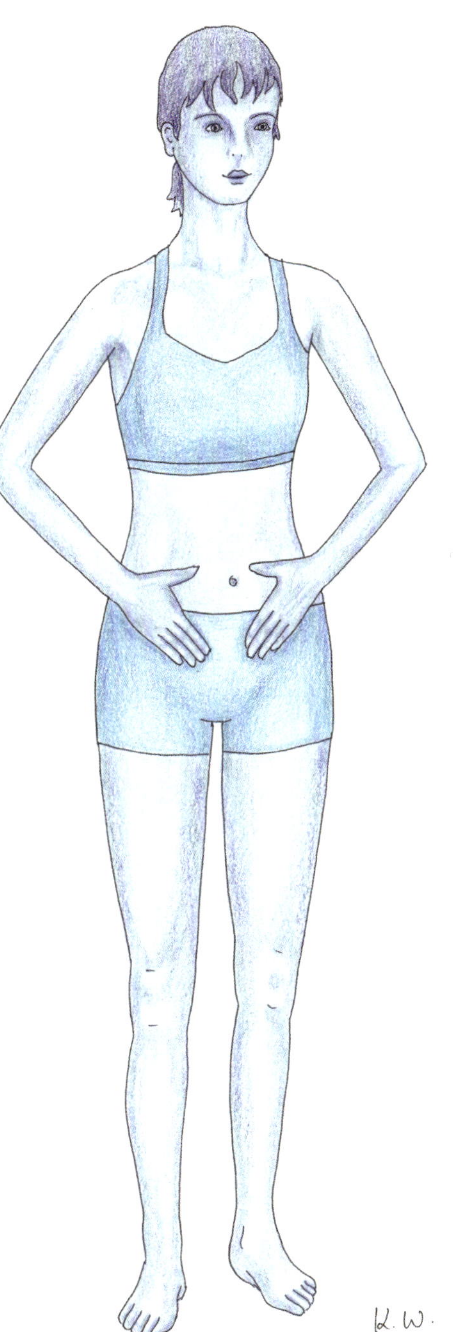

19 Leisten

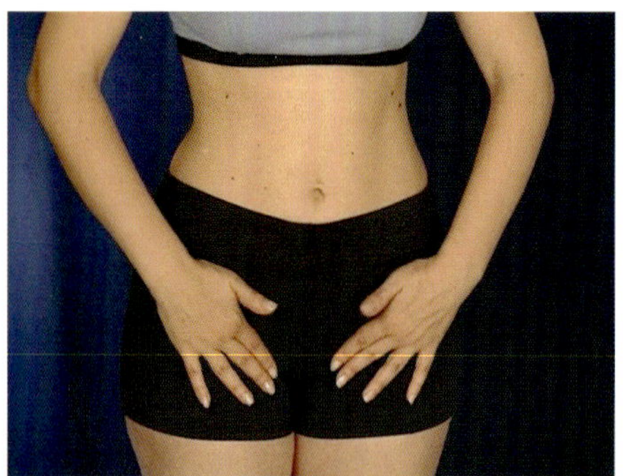

Das Öffnen der Lymphbarrieren in den Leisten verbessert den Lymphabfluss aus den Beinen in den Unterbauch und ins kleine Becken.

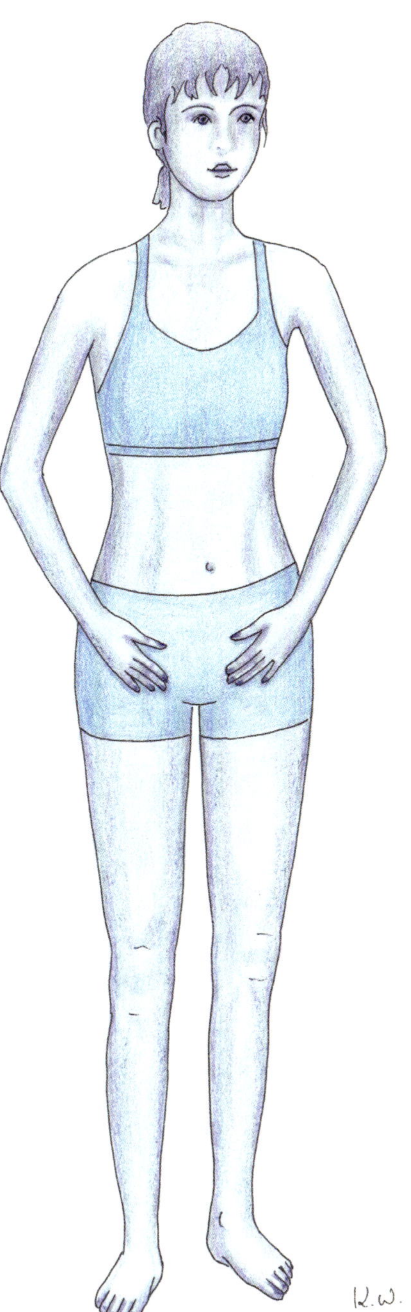

Bevor wir die Beine massieren, machen wir nochmals die Leisten frei, damit die Lymphe besser zum Bauchsee abfließen kann.

Die Hände auf die Leisten legen und mit leichtem Druck kreisend in Richtung Bauch ablymphen.

20 Beine - mit dem Rollgriff

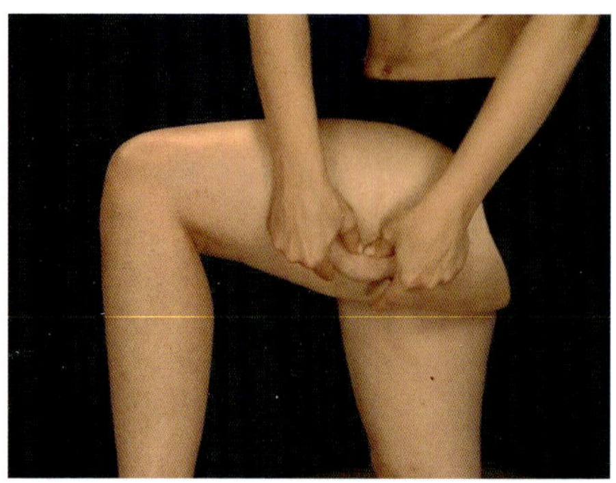

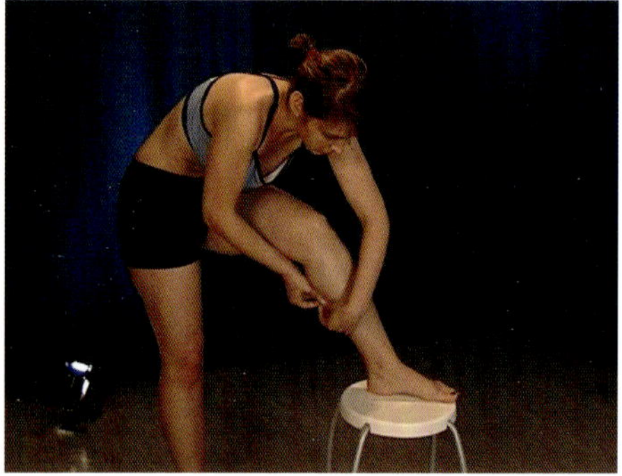

Wir lösen Blockaden in den Beinen.

Die so genannten Krampfadern (Varizen) und „Besenreiser“ wie auch Unterschenkelkrämpfe können bei regelmäßiger Massage reduziert oder zumindest das Fortschreiten verlangsamt werden.

Bei Entzündungen und Schmerzen im tiefen Gewebe bitte diese Bereiche aussparen und nicht trotz des Schmerzes weitermassieren!

Bei „Reiterhosen“ und Cellulite* ist diese Massage unproblematisch – sie wirkt sich im Gegenteil sehr günstig aus.

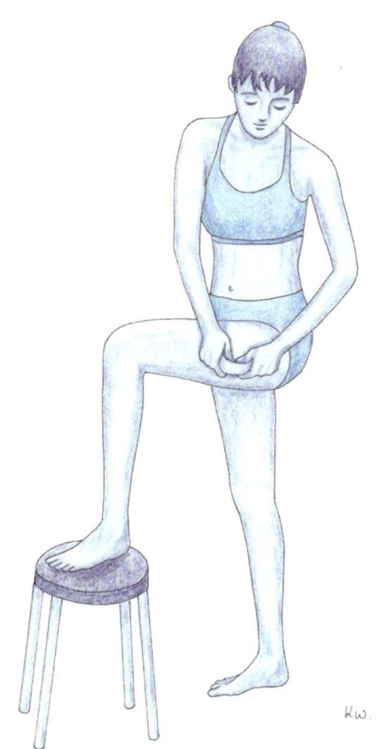

Wir stellen ein Bein auf einen Stuhl, packen die Hautfalte seitlich außen am Oberschenkel und schieben sie weg.
Wir massieren mit dem Rollgriff von innen nach außen und von oben nach unten bis zu den Knöcheln.
Wo es am meisten weh tut, ist die acidotische Lymphblockade am stärksten.

Auf die gleiche Weise verfahren wir an der Beininnenseite.

Dann das andere Bein außen und innen mit dem Rollgriff von oben nach unten massieren.

Wichtig ist,
bei der Beinmassage immer den Bauch mitzubehandeln,
denn der Bauchraum muss frei sein, um den Lymphfluss aus der Peripherie aufnehmen zu können.

Die Körpermitte ist der wichtigste Bereich bei der Selbstmassage.

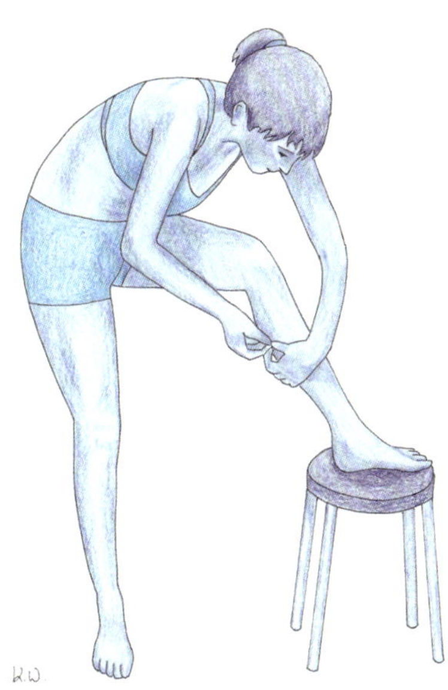

21 Beine - mit dem Wechselgriff

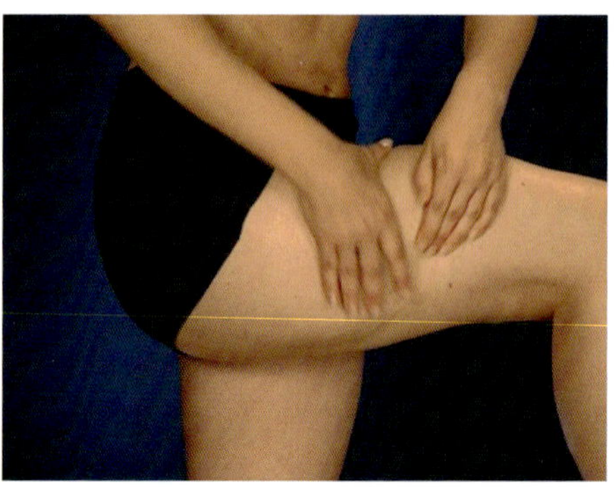

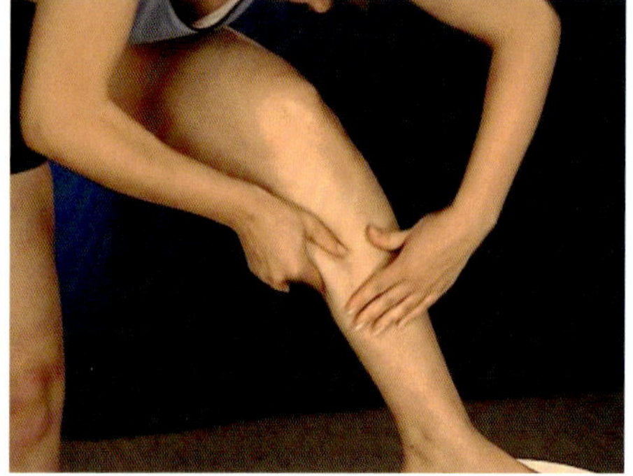

Der harmonisierende Wechselgriff löst in angenehmer Weise Wasseransammlungen (= Lymphstau/Ödeme*) und fördert den Abfluss zum Bauchraum.
Bei müden und schweren Beinen empfiehlt sich diese Massage besonders.

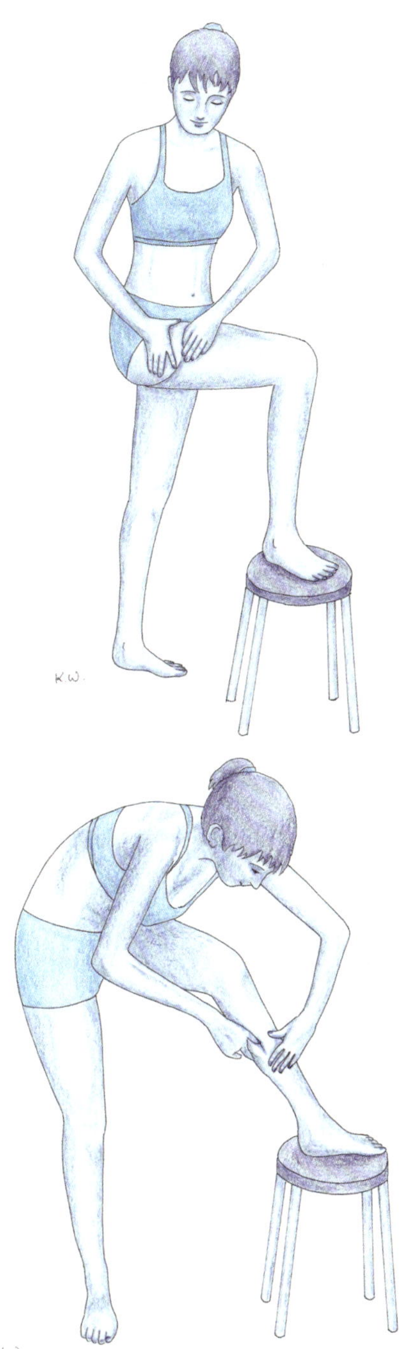

Wir packen die Hautfalten an der Außenseite des Oberschenkels und wringen sie von oben nach unten, bis zu den Fußgelenken aus.

Danach die Innenseite des Beines mit dem Wechselgriff harmonisieren,
anschließend das andere Bein.

An besonders empfindlichen (nicht entzündeten!) Stellen wiederholen wir die Massage, bis das Gewebe weich und geschmeidig wird.

22 Knie

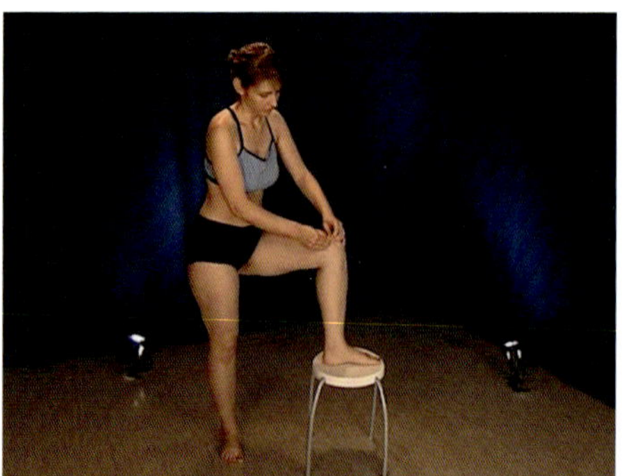

Diese Massage kann Schmerzen im und am Knie lindern oder beseitigen.
Auch eine Spannung und Vorwölbung in der Kniekehle (Baker-Zyste*) kann deutlich zurückgeführt werden.
Knorpel und Meniskus können wieder besser versorgt werden, wenn die umliegenden Muskeln in Ober- und Unterschenkel mitbehandelt werden.

Ein Bein hochstellen.
Rings um das Knie herum
mit dem Rollgriff massieren,
auch auf dem Knie und
vor allem an der Innenseite.

Anschließend
das Knie des anderen Beins
ebenso behandeln.

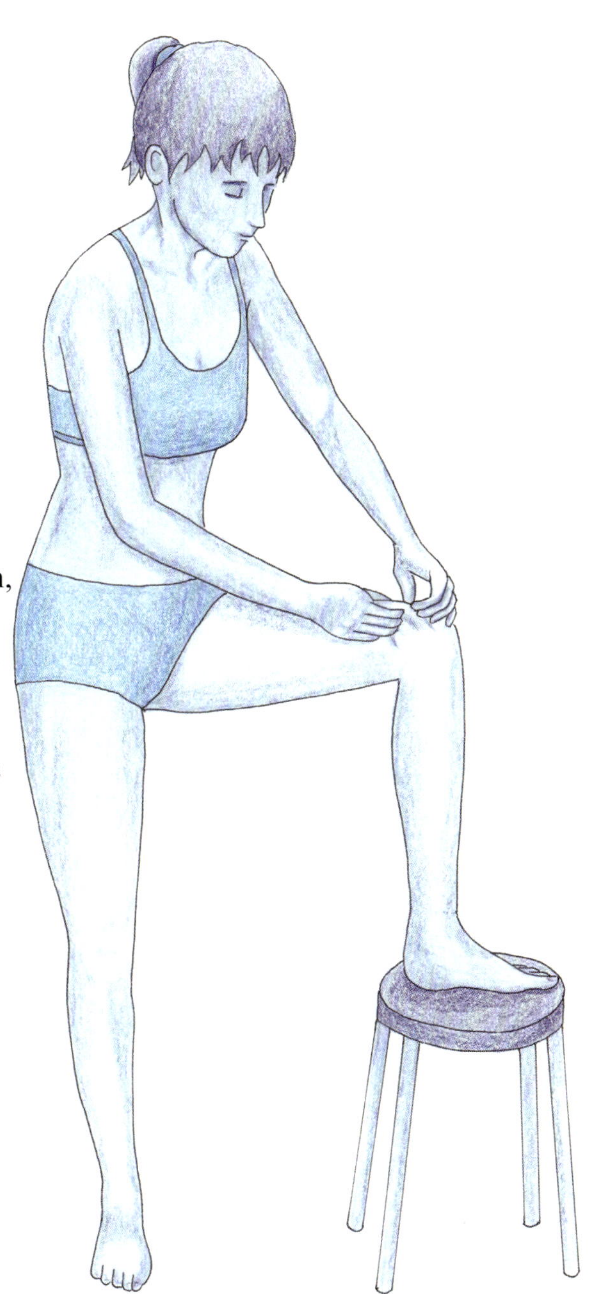

23 Beine ausmelken

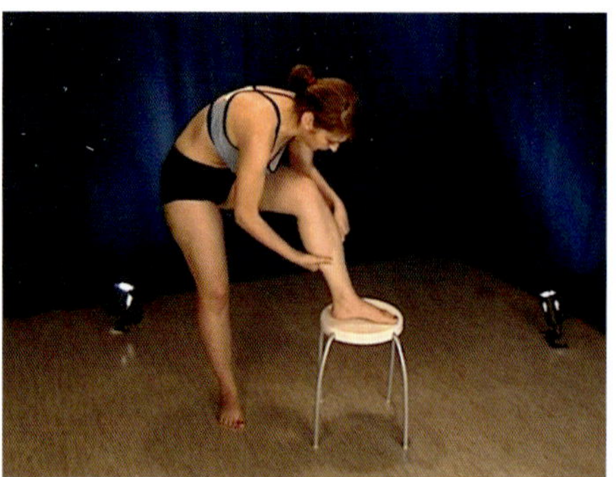

Mit dem so genannten Ausmelken werden Verfestigungen und Ablagerungen in Waden und Oberschenkelrückseite gelöst und abtransportiert. Die elastischen Fasern des Bindegewebes straffen sich.

Dies wirkt sich vor allem bei sitzenden und stehenden Tätigkeiten sehr günstig aus.

Als letzter Griff für die Beine folgt ein spezieller Wechselgriff, das „Ausmelken“:

Wir stellen ein Bein hoch und massieren mit dem Wechselgriff die Beinrückseite.
Unten an der Wade beginnend wandern wir nach oben.
In der Kniekehle massieren wir etwas länger.

Das andere Bein ebenso von unten nach oben bis zum Gesäß ausmelken.

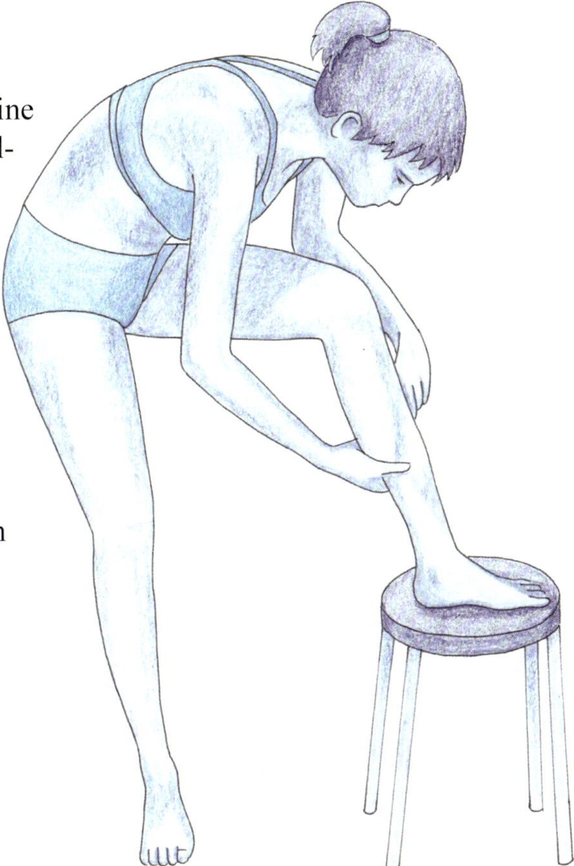

24 Beine hinten ausstreichen

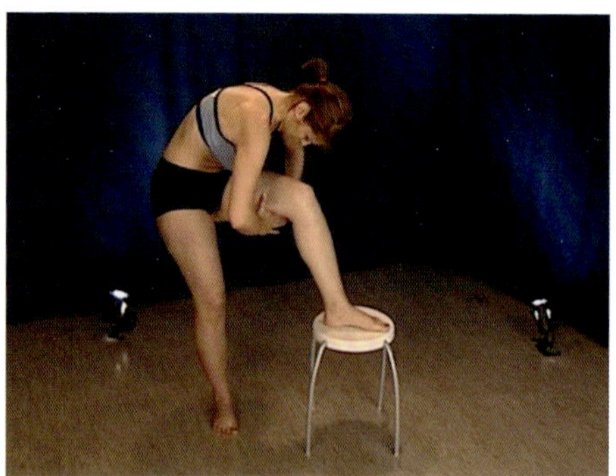

Die Hauptlymphmasse des Beines wird in Richtung Bauchraum geschoben, das betroffene Gewebe entlastet.
Diese Drainage erleichtert den Abfluss der nachfolgenden Lymphe.

Wir stellen ein Bein hoch. Wir setzen mit den inneren Handkanten über der Ferse an und streichen mit Druck die Beinrückseite bis zum Gesäß aus.

Anschließend das andere Bein ebenso ausstreichen.

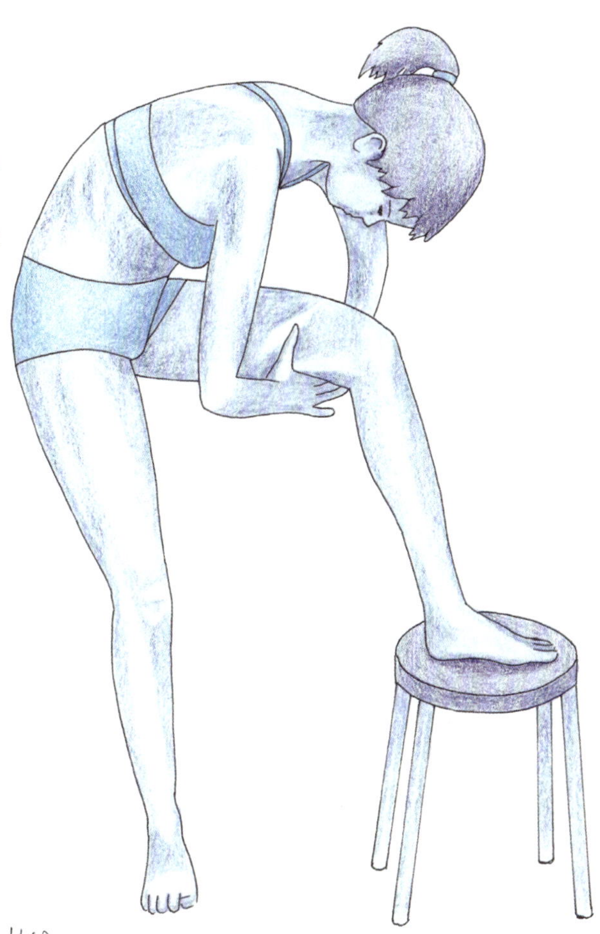

25 Füße

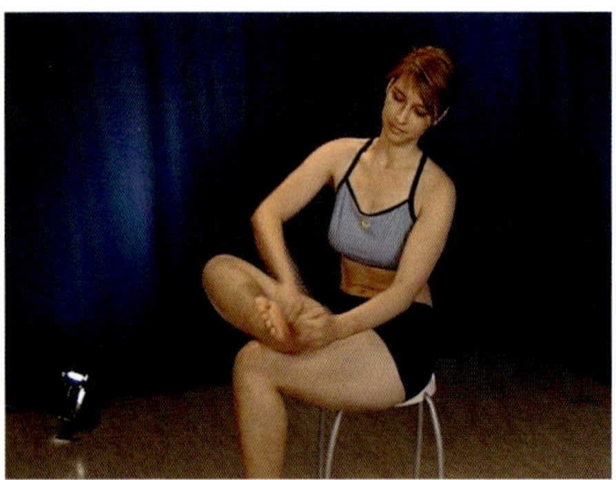

An den Füßen spiegelt sich der ganze Körper wider.

Schon im alten China und in Ägypten wurde besonderes Augenmerk auf die Füße gelegt.
Im frühen 20. Jahrhundert hat der amerikanische Arzt William Fitzgerald dieses überlieferte Wissen in die moderne Medizin eingeführt.
In Europa hat Hanne Marquardt die Reflexzonentherapie am Fuß weiterentwickelt.

Mit der Fußmassage als Teil der Selbstmassage wird der Lymphfluss im gesamten Körper in besonderer Weise angeregt.

Zur Fußmassage setzen wir uns auf einen Hocker oder auf einen Stuhl.

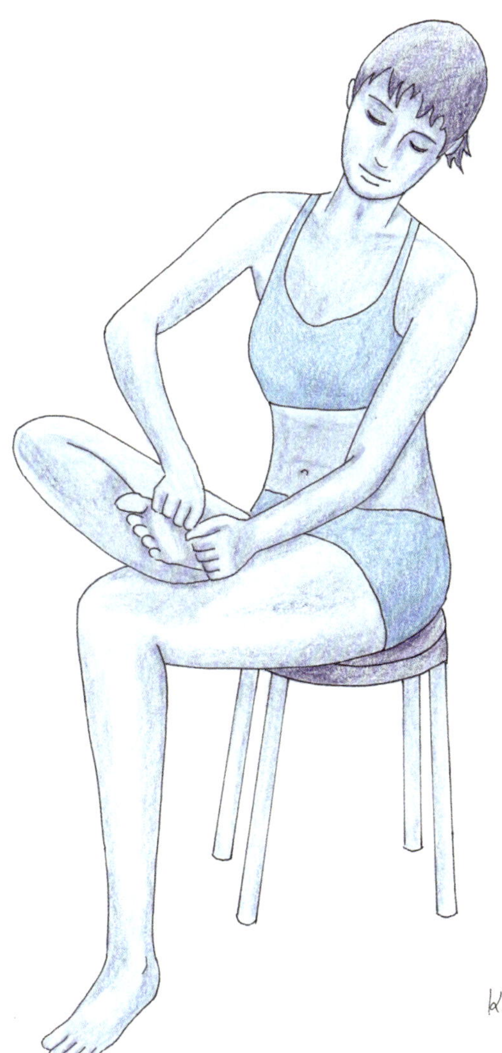

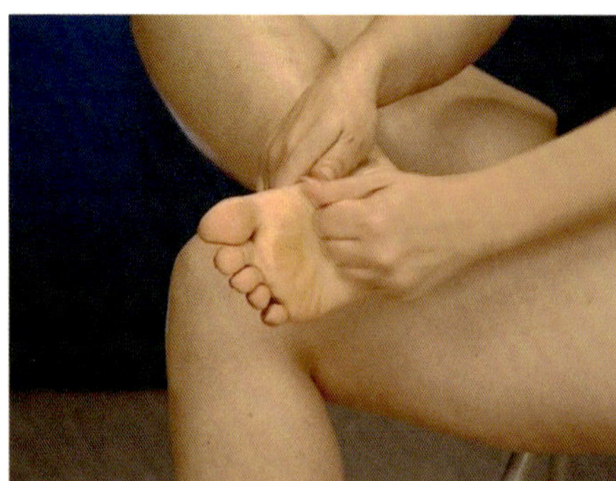

Wir nehmen einen Fuß hoch,
klopfen mit der Faust
die Fußsohle ab,

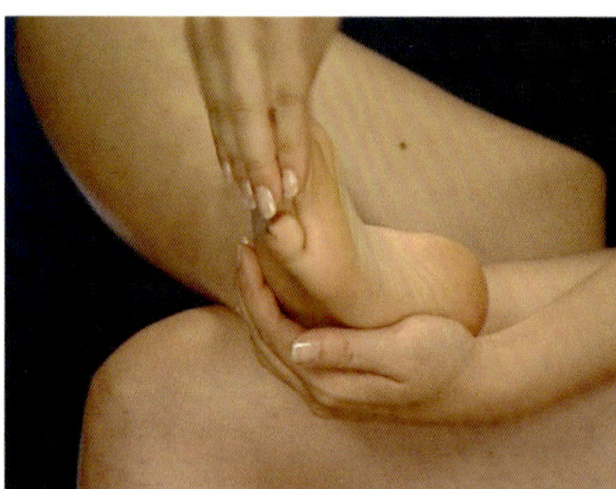

bewegen kreisend die Zehen,

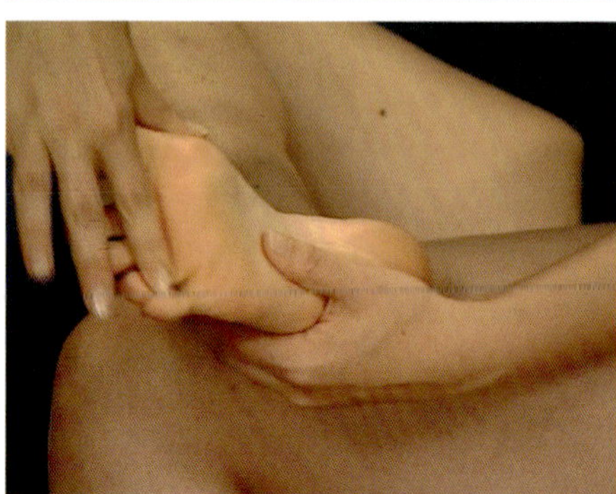

massieren zwischen Ballen und Zehen,

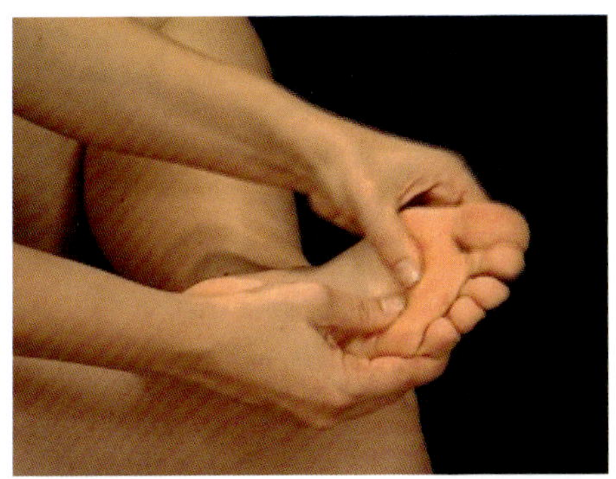

bearbeiten mit den Daumen die Ballen.

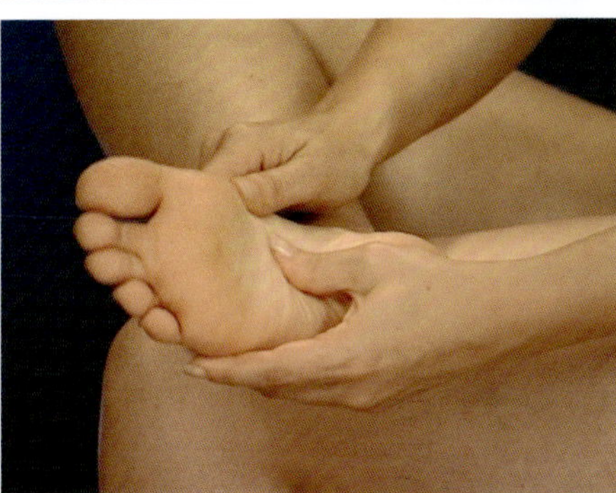

Wir massieren die Mitte des Fußes kreisförmig mit den Daumen.

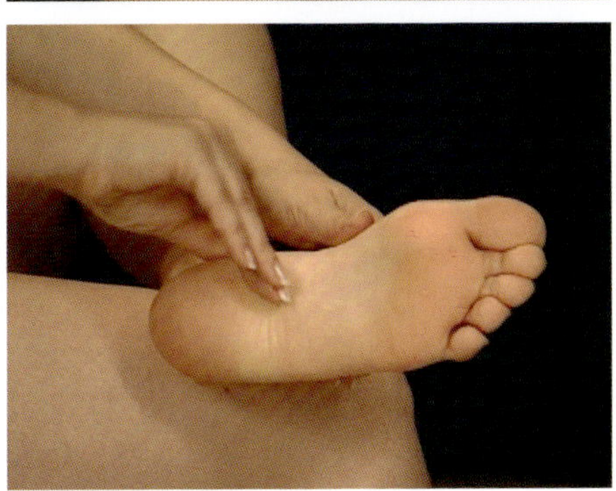

Oberhalb der Ferse streichen wir mit festem Druck hin und her.

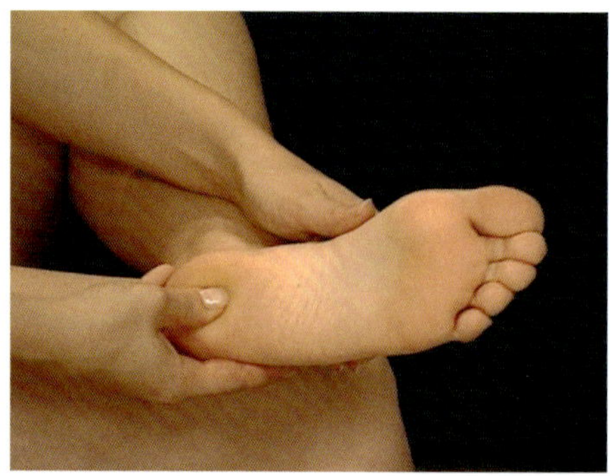

Mit dem Daumen aktivieren wir die Fersenmitte zwei- bis dreimal.

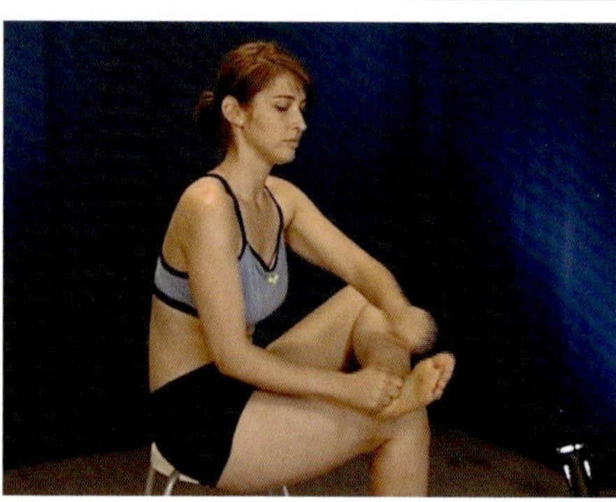

Wir streichen mit der Faust die ganze Fußsohle von oben nach unten aus.

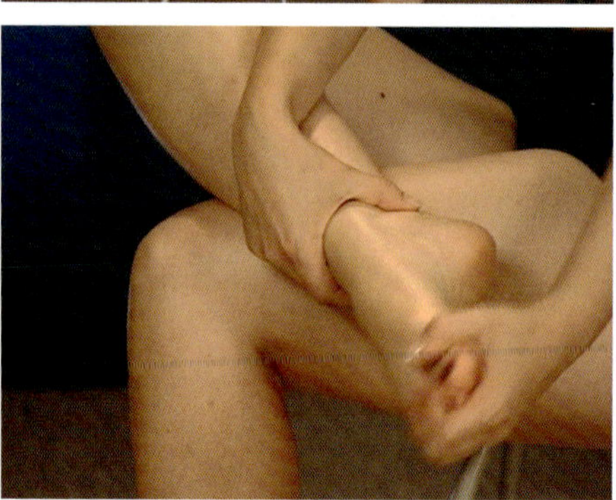

Wir nehmen den Fuß in die Hand und bewegen kreisend das Fußgelenk, langsam und bewusst. Das Bein abstellen, den Fuß aufsetzen.

Danach nehmen wir den anderen Fuß hoch und arbeiten ihn ebenso durch.

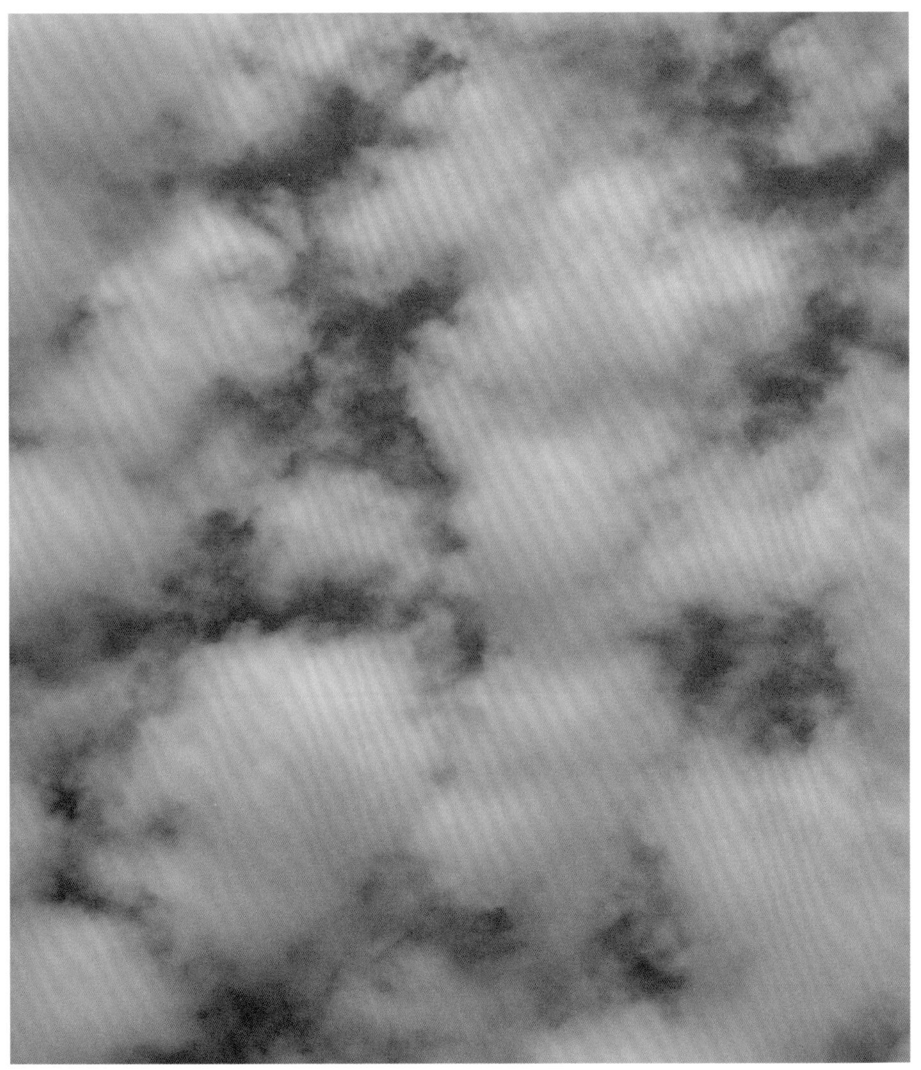

Wolkige Lymphverdichtungsformation

26 Nachspüren

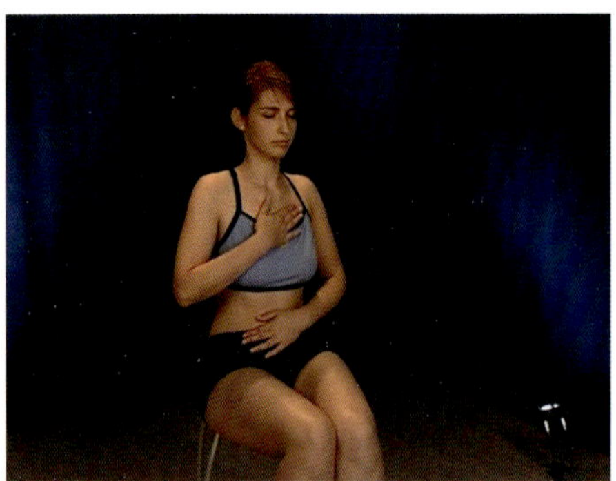

Mit dieser Übung kehren wir unsere Wahrnehmung meditativ nach innen, spüren das Fließen der Lymphe und beobachten die Beweglichkeit der Wirbelsäule.
Mit der Pendelbewegung rechts-links-rechts-links-usw. lösen wir Stauungen und Verfestigungen an den Dornfortsätzen der Wirbel, harmonisieren die rechte und linke Gehirnhälfte, der Atem kann frei fließen.
Wir fühlen uns in uns selbst geborgen.

Beide Füße flach auf den Boden stellen.
Eine Hand auf das Brustbein (Thymus*) legen und die andere auf den Bauchnabel.
Die Augen schließen.
Sich in die Wirbelsäule einspüren.
Mit dem inneren Auge
am Kreuzbein beginnend
die Wirbelsäule Wirbel für Wirbel hoch wandern:
die Lendenwirbel hinter dem Darm,
die Brustwirbel, beginnend hinter dem Magen, bis zum 7. Halswirbel (Prominens*) und
weiter bis zum Schädelansatz.

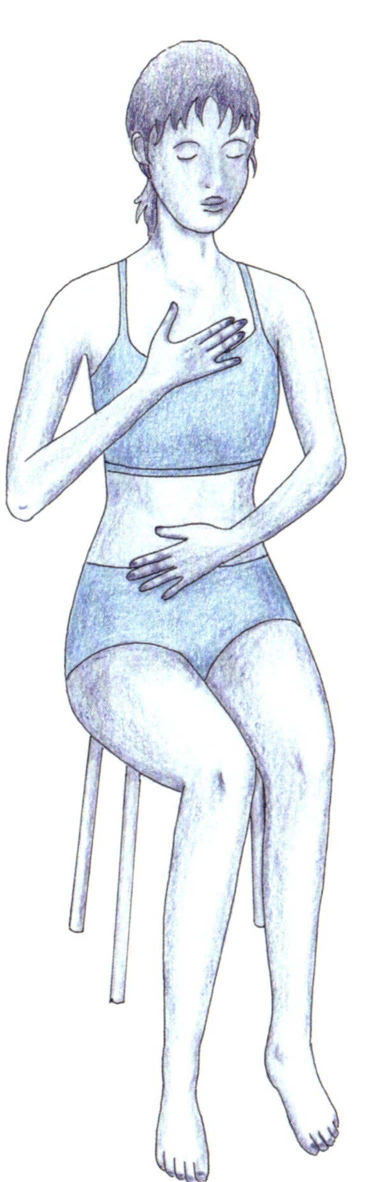

Dabei die Schultergelenke abwechselnd vor und zurück bewegen,
ganz sanft, kaum wahrnehmbar.

Auch diese Übung 2-3 x wiederholen.

Die Hände lösen und
auf die Oberschenkel legen.

27 S-Atmung

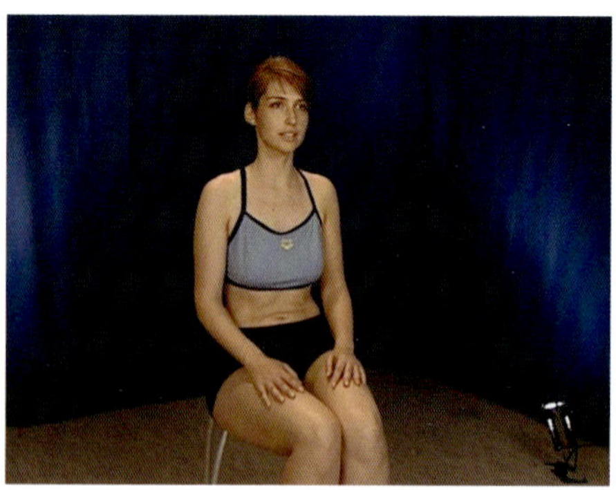

Diese Atmung wirkt entspannend auf die Bauchorgane, besonders auf die Verdauungsorgane, auf Bauchspeicheldrüse und Leber.

Indem wir uns auf das Ausatmen konzentrieren, können wir loslassen. Wir erhalten den Atem wie ein Geschenk. Im Geben liegt Empfangen.

Die ACIDOSE-SELBSTMASSAGE lässt uns den ganzen Tag über in Fluss bleiben.

Der Mund ist leicht geöffnet,
die Zunge liegt auf dem Zungengrund.
Wir atmen jetzt 3 x mit einem Zischlaut wie eine Schlange aus, so lange wir können.
Durchatmen.

Wir öffnen die Augen,
wir sind voll und ganz präsent.

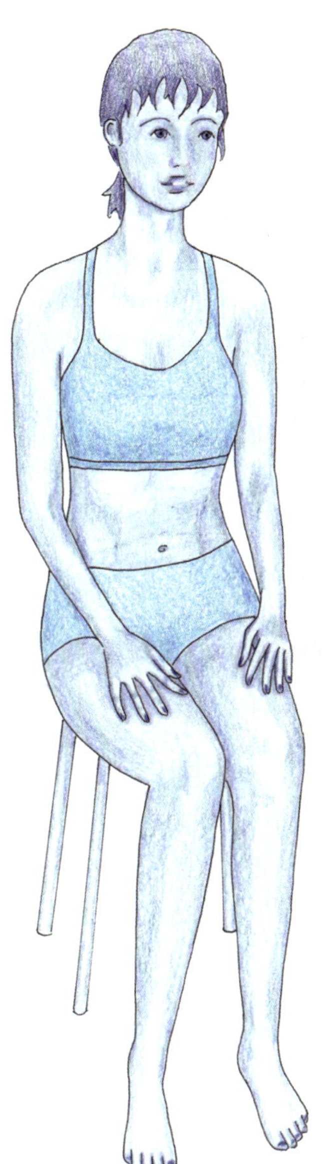

K.W.

Die wichtigsten Massagezonen der Fußsohlen

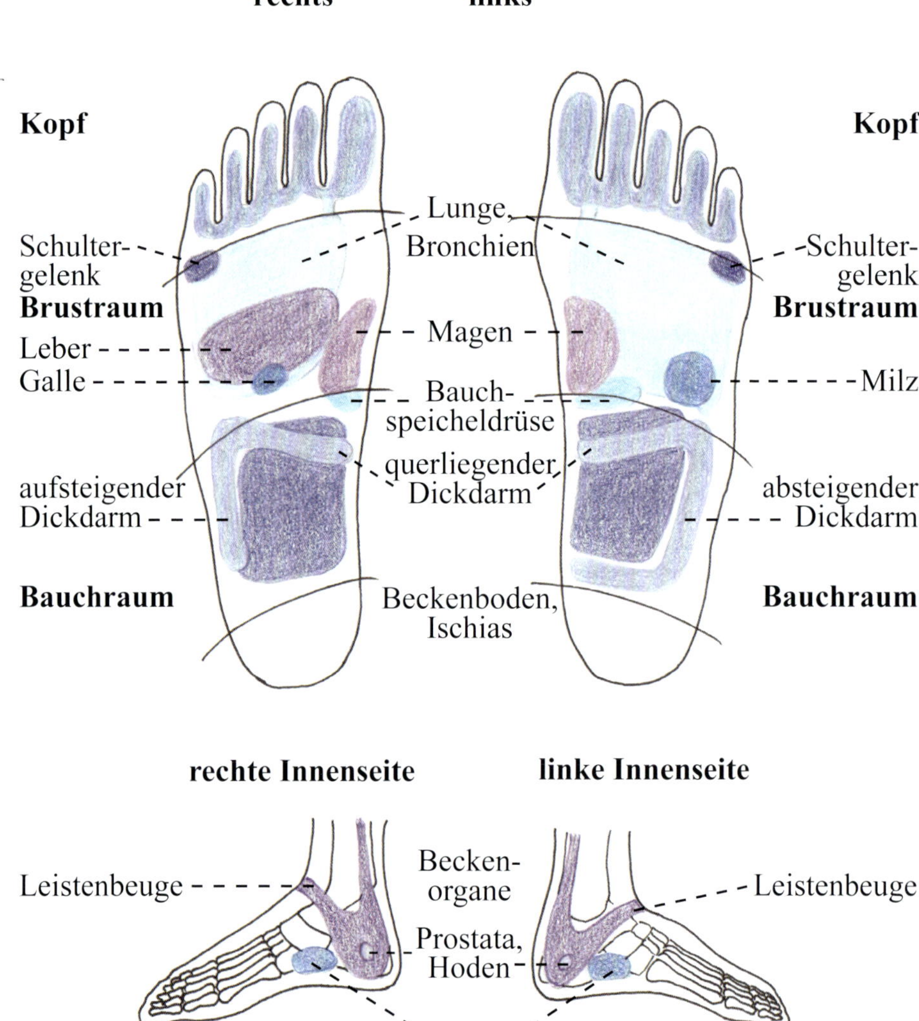

Die wichtigsten Massagezonen des Fußrückens

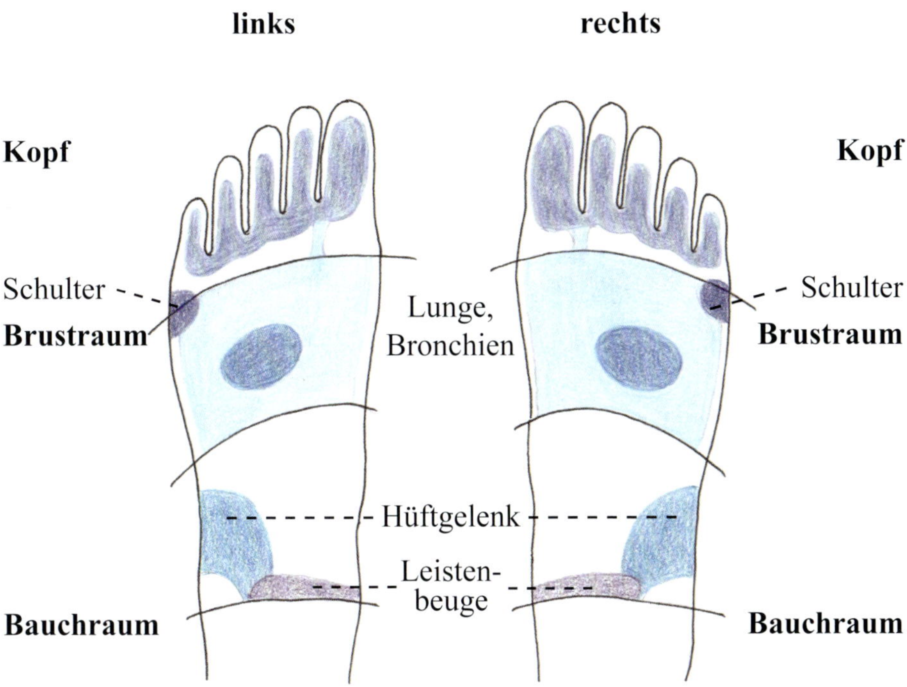

links
rechts
Kopf
Kopf
Schulter
Brustraum
Lunge, Bronchien
Schulter
Brustraum
Hüftgelenk
Leisten-beuge
Bauchraum
Bauchraum

linke Außenseite
rechte Außenseite
Leistenbeuge
Leistenbeuge
Beckenorgane, Ovarien, Hoden

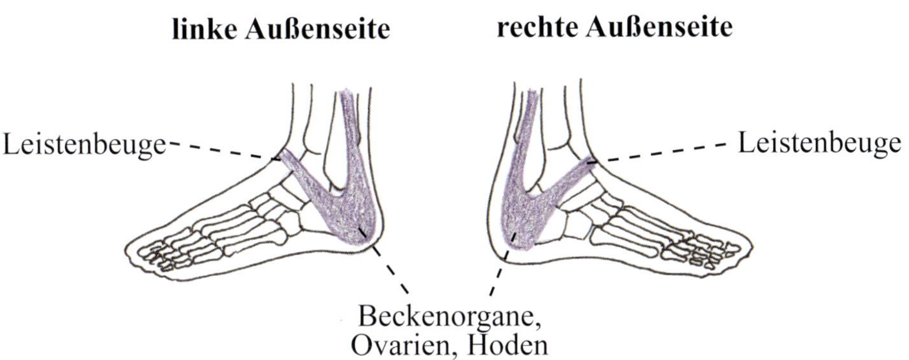

Die Lymphe und ihre Bedeutung für unsere Gesundheit

Die Lymphe (lat. ‚Quellwasser, reines, fließendes Wasser') ist für unsere Gesundheit, ja unser Schicksal, von ganz besonderer Bedeutung. Und doch weiß kaum jemand darüber so richtig Bescheid. Dies gilt sowohl für Laien wie auch für Mediziner oder Forscher.

Was ist Lymphe?

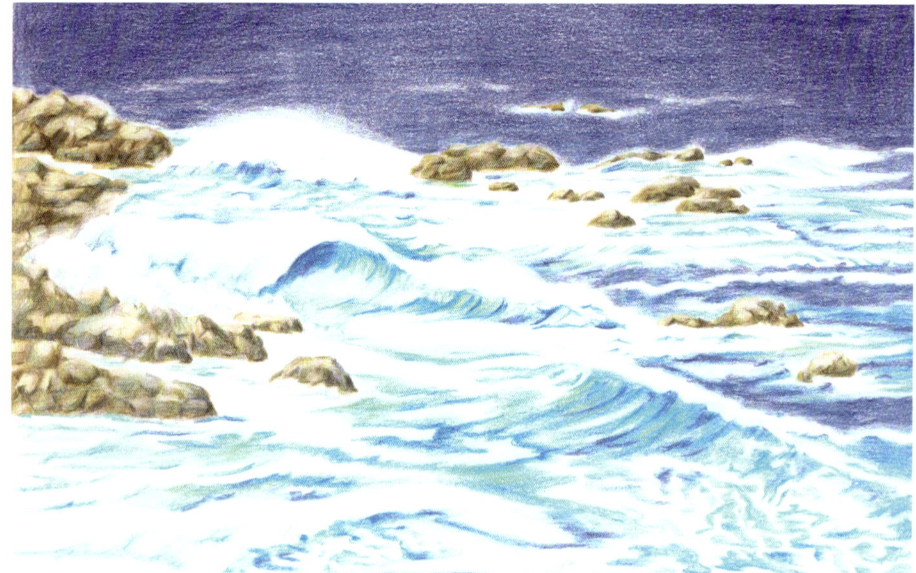

Urmeer

Wir bei POTAMOS verwenden den Begriff Lymphe für die extrazelluläre Flüssigkeit mit gelösten und ungelösten Inhaltsstoffen (auch extrazelluläre Matrix genannt).

Die Grundsubstanz ist zunächst einmal das Wasser. Die wesentlichen Inhaltsstoffe sind die Mineralien und davon der weitaus größte Anteil Kochsalz. Der weitere wesentliche Inhaltsstoff ist Eiweiß, das vor allem die Konsistenz und die Dichte beeinflusst, was wiederum die Viskosität* bzw. Fluidität* bestimmt. Darüber hinaus finden wir noch viele andere Stoffe, Nährstoffe wie Zucker oder Fett, aber auch Hormone und Stoffe, die das Transportsystem Lymphe nutzen.

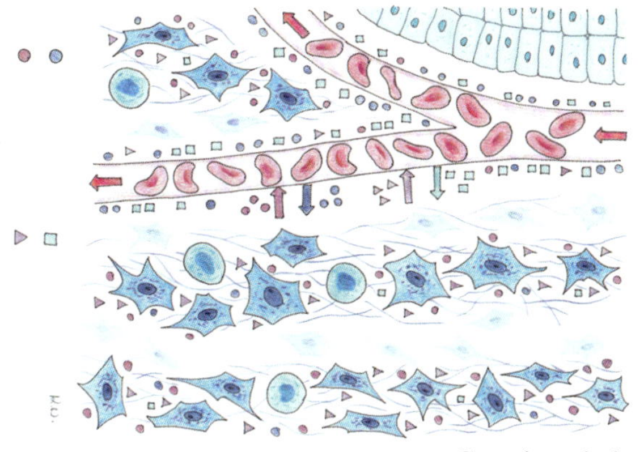

Grundregulation

Dieses Wasser stellt die Grundsubstanz für alle Zellen dar, die sie umgibt und die ihnen das Leben ermöglicht. Sie ist gewissermaßen das Urmeer, in dem sich alle lebendigen Zellen entwickelt haben. Dieses Urmeer (Lymphe) erhalten sich die Zellen selbst in optimalem Zustand. Auch als der Makroorganismus aus dem Meer gestiegen ist, blieb doch für die Zellen im Inneren des Organismus die Lebensgrundlage das „Urmeer“.

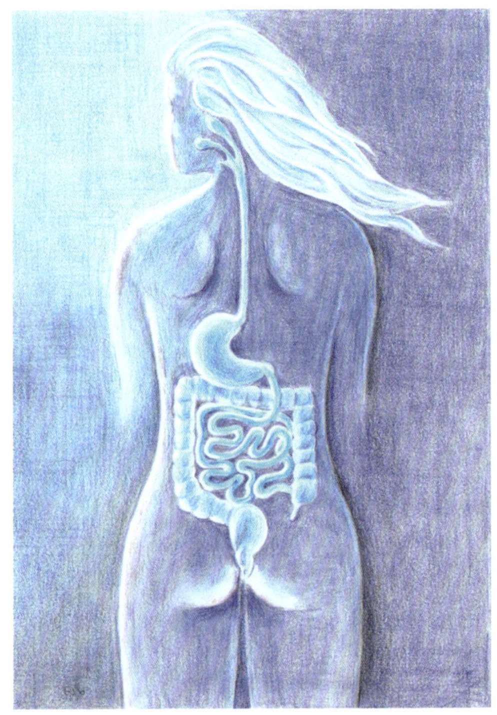

Unser Körper besteht zu 70-80 % aus Wasser, wovon sich 50-60 % intrazellulär* und 40-50 % extrazellulär* befinden.

Wir bei POTAMOS verwenden für extrazelluläres Wasser großzügig den Begriff Lymphe, weil der Unterschied intrazellulär und extrazellulär entscheidend ist. Da sich Wasser zwischen allen Zellen in jedem Gewebe befindet, bezeichnen wir auch die Blutflüssigkeit (Serum), die extrazelluläre Flüssigkeit in Großhirn und Rückenmark (Liquor), im Auge den Glaskörper, in den Gelenkkapseln die Synovialflüssigkeit* und im Ohr die Ohrlymphe generell als Lymphe.

Der Lymphkreislauf nach POTAMOS

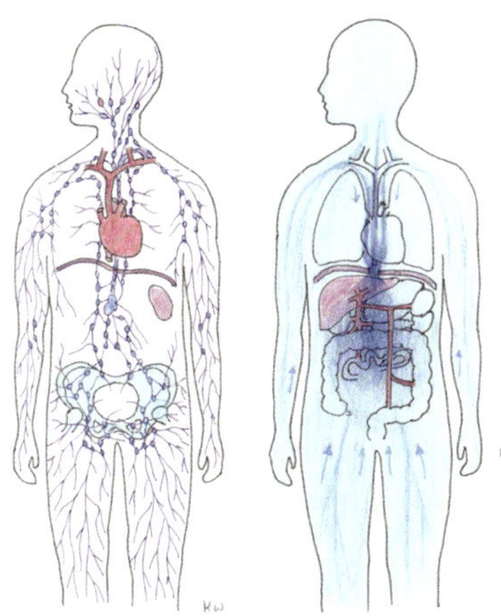

Das Bild zeigt links den schulmedizinischen Lymphkreislauf mit Beginn in den so genannten Lymphkapillaren* in der Peripherie*, mit dem Rückstrom zum Körperstamm. Der Rückstrom verläuft demnach zu Bauch- und Brustraum, dort über Zisternen oder größere Sammelstellen weiter in den Lymphgefäßen über den Milchbrustgang (Ductus thoracicus) bis zur linken Unterschlüsselbeinvene (Vena subclavia), die die Mündung des Milchbrustgangs sein soll.

Man sieht auf dem Bild rechts den Lymphkreislauf nach POTAMOS® mit einem diffusen Einströmen von Lymphe aus der gesamten Peripherie – also vom Kopf, von den Beinen und Armen wie vom Herzen und der Lunge – von den Blutkapillaren* kommend, mit dichten und weniger dichten Strömen bis zum Bauchraum. In diesem Bereich haben wir für die Lymphe dieselben Bedingungen wie für den Nahrungsbrei nach Aufnahme durch die Darmschleimhaut.

Die größeren Ströme sind, auch wenn sie keine Gefäße sind, zumindest gewisse Gräben oder Schluchten, die häufig auch zwischen den Bindegewebssepten* von Muskeln liegen, zwischen den Muskelbäuchen sozusagen. In den Gräben dazwischen befinden sich häufig die größeren Ansammlungen, bei den Beinen beispielsweise vor allem im Leistenbereich. Im Oberkörper fließt die Lymphe vom Axillar- bzw. Hals-Rücken-Bereich nach unten und endet ebenfalls im Bauchraum.

Die Lymphgefäße als solche werden von POTAMOS negiert bzw. als Abschnitte betrachtet, die in bestimmten Bereichen eine gefäßähnliche Form annehmen können. Das lymphatische System ist offen und nicht geschlossen wie das Blutgefäßsystem, und es hat eine eigene Dynamik.

Treten Staus und Schwellungen beispielsweise in Armen, Beinen oder im Kopf auf, muss das Lymphsystem insgesamt bereits gestört sein. Ebenso liegt eine Störung des Lymphsystems vor, wenn sehr dünne Menschen unter Trockenheit und Verhärtung des Gewebes leiden. Die Ursachen für den Stau müssen dann im Einzelnen geklärt werden.

Die Konstitutionstypen nach POTAMOS

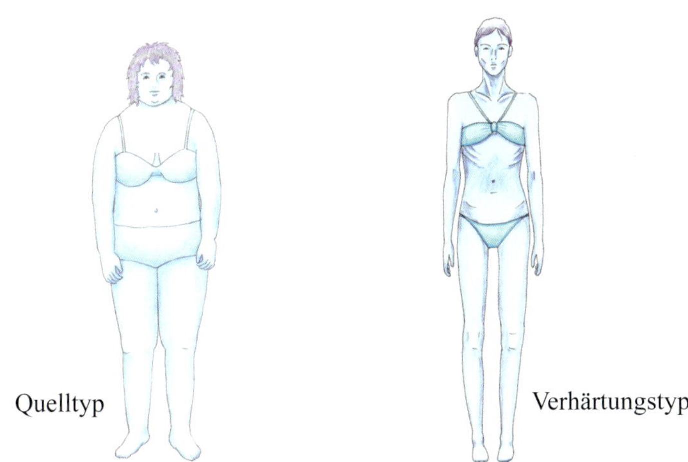

Das Prinzip des Verhärtens bzw. Quellens erklärt sich aus der Tendenz des Eiweißes, Wasser aufzunehmen bzw. Wasser abzustoßen. Das in der Lymphe gelöste Eiweiß quillt auf, wenn es Wasser aufnimmt und verhärtet, wenn es Wasser abgibt.

H^+-Ionen (Wasserstoffionen) entziehen den Eiweißmolekülen Wasser, das diese wie ein Puffer voneinander distanziert hat; die OH^--Ionen veranlassen genau das Gegenteil. In Lösungen besteht Wasser (H_2O) aus H^+- und OH^--Ionen in unterschiedlicher Konzentration. Überwiegen die H^+-Ionen, ist es sauer, überwiegen die OH^--Ionen ist es basisch.

In der Lymphe herrschen in bestimmten Bereichen Säuren bzw. Basen vor. Die Eiweißmoleküle reagieren also verdichtend oder quellend und verändern somit die Körperform, die Gestalt, den Typ.

Da das Trinkverhalten zumindest in Bezug auf den Mineralgehalt das Volumen des Körperwassers beeinflusst, wirkt es sich sekundär auch auf den

Verhärtungs- bzw. Quellzustand der Organe und damit der Körperteile aus: Neben der Säure spielen Mineralstoffe in der Lymphe eine wichtige Rolle, weil die Vermehrung des Wassers zwischen den Eiweißmolekülen nur mit Wasser von hohem Mineralgehalt möglich ist. Dabei ist das Kochsalz wohl der entscheidende Mineralstoff, an dem sich der Körper orientieren muss, weil sämtliche elektrischen Vorgänge (Muskeln, Nerven usw.) nur mit konstanter Kochsalzkonzentration von 0,9 % funktionsfähig bleiben.

Wir betrachten daher den Quelltyp nicht als fettsüchtig (adipös), sondern erklären das Übermaß an Wasseransammlung – denn um eine solche handelt es sich in der Regel – mit einer blockierten und gestauten Lymphe in der entsprechenden Körperregion. Selbstverständlich kann darüber hinaus auch Fett eingelagert sein, das aber bei unserer heutigen Ernährung (Zivilisationskost) kaum noch eine Rolle spielt.

Häufig treten diese Grundtypen nicht in reiner Form, sondern als Mischtypen auf:

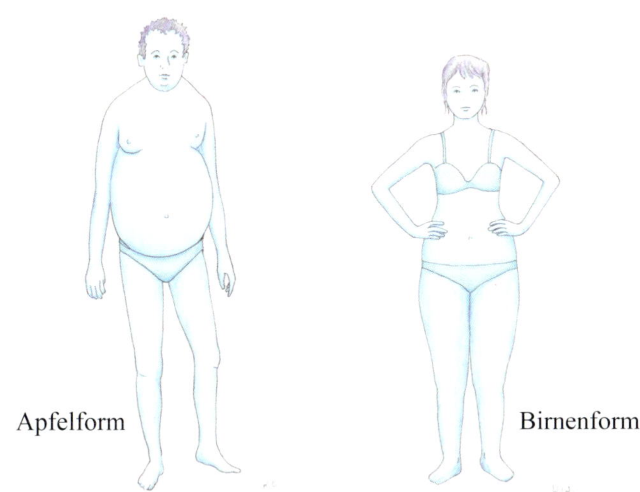

Bei Menschen mit „Apfelform“ befinden sich die Lymphblockaden meist im Bauchraum, vor allem im Oberbauch, mit Stockungen der Darmfunktion und -peristaltik. Der Rückstau der Lymphe in den Oberkörper verändert die Haltung der Wirbelsäule, verkürzt den Hals, staut das Gesicht (häufig Nasen- und Nebenhöhlenprobleme) und das Gehirn auf mit entsprechender Symptomatik.

Bei Menschen mit „Birnenform“ staut sich die Lymphe im unteren Bauchraum, im kleinen Becken, in Gesäß und Beinen. Körperdeformierungen mit überdimensionalem Gesäß, Cellulite* bis zu Elephantiasis* sind die Folge. Eine Reihe von Erkrankungen der Organe im unteren Bauchraum (Blase, Prostata, Gebärmutter, Eierstöcke, Enddarm usw.) haben dieselbe Ursache.

Wie kommt es zur acidotischen Lymphblockade?

Zähflüssige, schwer abfließende Lymphe ist eine weit verbreitete Störung, die aber kaum bemerkt wird, da noch keine Schmerzen auftreten. Allenfalls stellen sich Leistungseinbußen oder eine Neigung zu Migräne ein – solche Beschwerden können jedoch tausenderlei Ursachen haben und sind deshalb kein unverwechselbarer Fingerzeig.

Folgenlos bleibt die Blockade in der Lymphe jedoch ganz und gar nicht: In jungen Jahren sind es beispielsweise Mumps, Masern, Windpocken, häufige Mandelentzündungen, die durch stockende Lymphe und deren Überladung mit ungeeignetem Milcheiweiß hervorgerufen bzw. verstärkt werden. Später kommen allergische Reaktionen, Ekzeme, Asthma hinzu. Es stellt sich eine allgemeine Anfälligkeit für chronische Leiden wie Diabetes mellitus II*, Gefühlsschwankungen oder Gewichtsprobleme ein: Die Leistungsfähigkeit lässt nach, der Mensch fühlt sich vor der Zeit erschöpft und verbraucht.

Die Probleme haben ihren Ursprung in der Ernährung, die sich auf Verdauung und Stoffwechsel auswirkt. Problematisch sind insbesondere das Milcheiweiß und das Klebereiweiß des Getreides (Gluten*).

Harmonische Lebensführung

Um die Lymphe in Fluss zu halten, empfehlen wir Ihnen Folgendes:

1. Achten Sie auf ausreichend Bewegung an der frischen Luft.
2. Schaffen Sie sich eine Umgebung, in der Sie sich wohlfühlen, z. B. im Hinblick auf Wohnsituation, Wasserqualität, reine Luft und das Reduzieren von Elektrosmog.
3. Finden Sie Ihre individuelle Kost und somit Ihr leibliches Wohlgefühl.
4. Meiden Sie Lebensmittel, die Tiermilcheiweiß enthalten. Fleisch und Fisch können Sie in Maßen verzehren, da dieses Eiweiß im Unterschied zu Milcheiweiß im Darm zu Aminosäuren abgebaut wird. Aminosäuren sind wichtig für den Aufbau und die Funktion unserer Zellen.
5. Beachten Sie eine eventuelle Glutenunverträglichkeit. Wir empfehlen dann, auf leichte Getreide wie Reis, Hirse, Mais, Quinoa, Amaranth oder Buchweizen umzustellen.

In unserem Buch „Die Acidose-NaturKüche“ finden Sie detaillierte Erläuterungen zu diesen Themen sowie eine Vielfalt gluten- und milcheiweißfreier Rezepte.

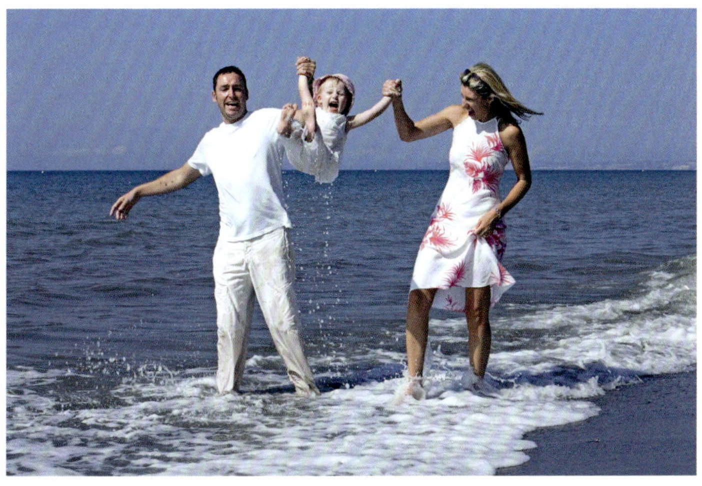

Häufige Beschwerden und chronische Erkrankungen

Die moderne, hochtechnisierte Entwicklung unserer Gesellschaft hat auch neue Krankheiten entstehen lassen, die auf acidotische Lymphblockaden zurückzuführen sind. Ein paar Beispiele:

Fibromyalgie* und rheumatische Beschwerden

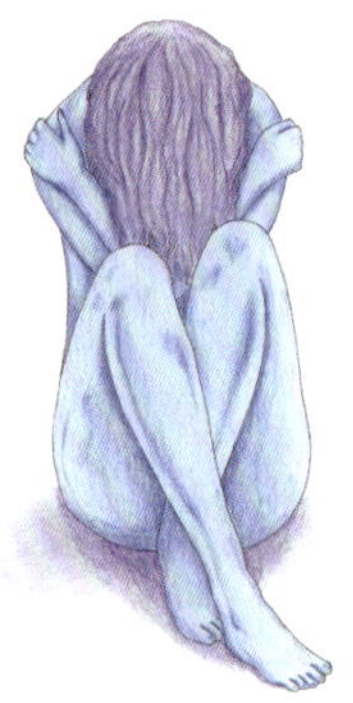

Das Krankheitsbild Fibromyalgie ist in den letzten 30 Jahren aktuell geworden und immer häufiger aufgetreten. Dr. Helmut Weiss hat in seinem Buch „Kranker Darm, kranker Körper“ schon in den 1980-er Jahren die Fibromyalgie ebenso wie andere rheumatische Erkrankungen in Verbindung zum allgemein überhöhten Tiermilchkonsum gebracht.

Wir bei POTAMOS sehen in einer Milch- und Glutenunverträglichkeit und der daraus folgenden acidotischen Lymphblockade eine Hauptursache für die Fibromyalgie. Da der Bauchraum aufgrund von zu viel Säure und Tiermilcheiweiß über Jahre, oft Jahrzehnte, in einem Lymphstau verharrte, sind die Aufnahme von Nährstoffen und die Abgabe von Stoffwechselprodukten stark reduziert. Die Lymphe staut sich und verhärtet bis in die Peripherie*, vorwiegend in den so genannten Triggerpunkten*.

Die Fibromyalgie ist bei individueller Kost, regelmäßiger ACIDOSE-LYMPHMASSAGE und ACIDOSE-SELBSTMASSAGE über die Lymphmobilisierung gut zu heilen. Deutlich beschleunigt wird der Heilungsprozess mit der Lymphologischen Ganzheitstherapie nach Dr. A.H. Barth.

Gelenkbeschwerden und Arthrosen*

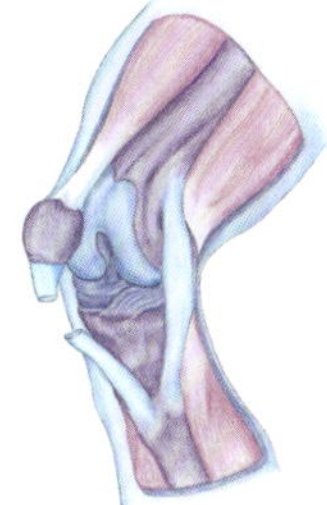

Ein Hauptproblem der Orthopädie ist es, Arthrosen von Gelenkbeschwerden abzugrenzen. Aus lymphologischer Sicht ist diese Abgrenzung jedoch weniger bedeutsam als die graduelle Entwicklung: Denn Arthrosen entstehen aus Gelenkbeschwerden, wenn der Druck auf den Gelenkknorpel nicht mehr rhythmisch erfolgt (z. B. Kniegelenk beim Gehen), sondern zum Dauerdruck wird.

Die Hauptursache ist meist nicht irgendeine Tätigkeit, sondern ein zu wenig bewegtes Gelenk oder noch häufiger eine Verkrampfung der umgebenden Muskulatur, die sich über Stunden oder Tage nicht auflöst und sogar in der Nacht bestehen bleibt.

Der Knorpel, der keine Blutgefäße enthält, wird nur über die Lymphe ernährt, über den „Schwammeffekt“: Druckbelastung und -entlastung führen zum Ansaugen und Auspressen von Lymphe, sodass die Knorpelzellen ernährt werden. Setzt ein Teil aus, verringert sich die Versorgung dieser Zellen und damit ihre Leistung. Die sich entwickelnde Arthrose ist jedoch nicht aufzuhalten über Therapien am und im Gelenk, sondern die Therapiekette muss in der Lymphversorgung der umgebenden Muskulatur ansetzen. Denn erst wenn die Muskulatur lymphatisch gut versorgt ist, löst sich auch deren Verkrampfung und die heilsame Rhythmik der Knorpelbelastung und -entlastung im Gelenk setzt wieder ein.

Somit wird die regelmäßige ACIDOSE-SELBSTMASSAGE in der weiteren Umgebung des betroffenen Gelenks zu einer zentralen Methode zur Heilung von Arthrose und Gelenkbeschwerden.

Kopfschmerz/Migräne

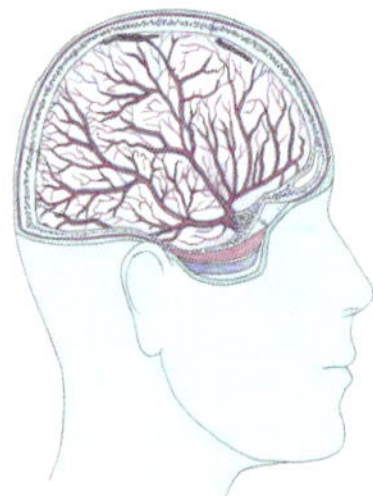

Kopfschmerzen und Migräne sind nahezu ausschließlich die Folge eines Überdrucks der Gehirnflüssigkeit (Liquor) im gesamten Gehirn oder in Teilbereichen. Sie werden häufig durch eine falsche Ernährung hervorgerufen. Stauungen im Oberbauch – Leber, Magen, Solarplexus* –, Blockaden in Schulter und Nacken weisen auf die Ursache des Lymphstaus im Gehirn hin. Aber auch Infekte aller Art haben häufig Hirnliquorblockaden zur Folge.

Die Umstellung auf eine individuell passende Ernährung sowie das Lösen der Blockaden mit ACIDOSE-LYMPHMASSAGEN bringen hier schnelle Linderung.

Verdauungsstörungen und Stoffwechselerkrankungen

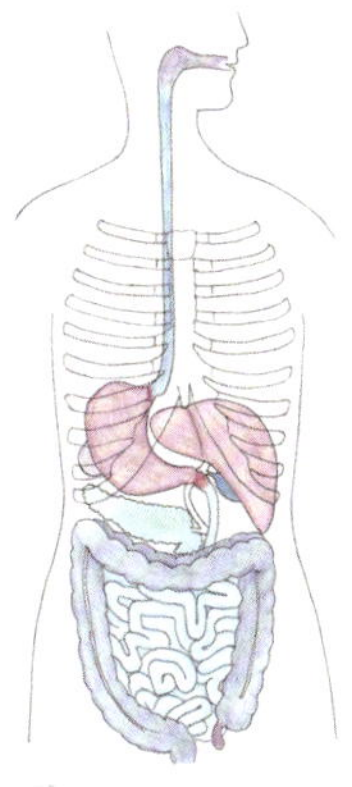

Verdauungsstörungen wie Durchfall und Verstopfung, aber auch andere Darmfunktionsstörungen sind überwiegend Anzeichen einer individuell unpassenden Ernährung. Oft sind Tiermilchprodukte und Gluten* die auslösenden Faktoren. Eine acidotische Lymphblockade im Bauchraum ist deren Folge, weshalb die Verdauungsstörungen häufig von Beschwerden im Oberbauch, am Solarplexus, im Lendenwirbelbereich oder mit der Blase begleitet werden.

Die gestörte Verarbeitung der Nährstoffe im Darm führt früher oder später auch zu Störungen des inneren Stoffwechsels wie der Zuckerverarbeitung und Diabetes mellitus II* oder der Fettverarbeitung und zu weiteren Problemen wie Arteriosklerose*, Bluthochdruck oder Störungen der endokrinen* Drüsen.

Bei all diesen Problemen bringen POTAMOS Kuren grundlegende und häufig schnelle Besserung bzw. Heilung.

Ein Blick zurück auf die Pioniere der Säure-Basen-Theorie

Eine Überlieferung des altindischen Ayurveda, dem „ältesten Naturheilsystem der Welt“, besagt: „Säure ist Tod – Base ist Leben, Unendlichkeit“.

Die großen Persönlichkeiten der Reformbewegung – ob Ärzte, Wissenschaftler oder Laien – haben sich intensiv mit Fragen des Säure-Basen-Haushaltes auseinandergesetzt:

Dr. Maximilian Bircher-Benner (1847-1939): „Diätetische Heilbehandlung. Erfahrungen und Perspektiven“ und andere Veröffentlichungen.

Hofrat Dr. Carl Röse (1864-1947), Arzt und Zahnarzt: „Eiweiß-Ueberfütterung und Basen-Unterernährung“ (Dresden 1925) und andere Veröffentlichungen.

1914 begann Dr. Ragnar Berg (1873-1956) mit seinen Untersuchungen, und seine Beobachtungen sind heute noch gültig. Beispielsweise, dass „moderne“, „kultivierte“, „verfeinerte“ Ernährungspraktiken vor allem eines zur Folge haben: „eine mangelnde Zufuhr an Nährsalzen“. Dies bewirkt dann „ein Übermaß an Säurebildung im Organismus, was sich in verschiedenen Krankheitszuständen äußert, vor allem in Rheumatismus und Gicht“.

Åre Waerland (1876-1955): „Ein übersäuerter Organismus ist der Herd vieler Leiden – einschließlich der Infektionskrankheiten, weil Übersäuerung die Widerstandskraft des Körpers reduziert, ja lähmt.“

Dr. Friedrich F. Sander (1882-1966): „Der Säure-Basen-Haushalt stellt die wichtigste Allgemeinfunktion des Organismus dar“.

Prof. Dr. Otto Warburg (1883-1970), Nobelpreisträger: „Krebs ist die Säurekrankheit Nr. 1".
Warburg befand sich dabei in Übereinstimmung mit Waerland, für den die Übersäuerung eine Voraussetzung und ein Vorstadium der Krebserkrankung war.

Prof. Dr. Werner Kollath (1892-1970): „Die Ordnung unserer Nahrung" und andere Veröffentlichungen.

Dr. med. Alfred Brauchle (1898-1964): „Die Natur als Arzt und Helfer" und andere Veröffentlichungen.

Prof. Dr. Lothar Wendt (1907-1989): „Die Verschiebung des Säure-Basen-Gleichgewichts tötet nicht nur menschliche Zellen, sondern jedes Leben".

Besonders meine Lehrerin, die Mayr-Ärztin Dr. med. Renate Collier (1919-2001), hat sich große Verdienste dabei erworben, das „Azidoseproblem" in den Reihen der Ärzteschaft salonfähig zu machen: „Der Säure-Basen-Haushalt ist das größte, oft existenzielle Problem des Stoffwechsels und damit des Menschen".
Sie hat außerdem Therapeuten ausgebildet, die die Erkenntnisse auch praktisch an Laien vermitteln und so die Entsäuerung zu einer der wichtigsten praktischen naturheilkundlichen Selbsthilfemaßnahmen innerhalb des weiten Spektrums an ausleitenden Praktiken und Behandlungen werden lassen.

Glossar

Acidose	aus lateinisch ‚acidus' = sauer
Acidotische Lymphblockade	Stauung und Verfestigung der Zwischenzellflüssigkeit aufgrund von Übersäuerung (= Acidose) in Verbindung vor allem mit Tiermilcheiweiß
Arteriosklerose	Arterienverkalkung, Verhärtung der Gefäßwände
Arthrose	Chronische, schmerzhafte, funktionsbehindernde Gelenkveränderung/Gelenkabbau
Atlastherapie	Mit einer so genannten Atlaskorrektur wird die Fehlstellung des 2. Halswirbels behoben.
Axillarbereich	Bereich der Achselhöhlen
Baker-Zyste	Zystenbildung in der Kniekehle
Bindegewebssepten	s. Septum
Cellulite, Zellulitis	Degeneration der kollagenen und elastischen Fasern des Unterhautgewebes, besonders bei Frauen an Oberschenkel, Gesäß und Oberarm. Das Problem ist nicht das Fett!
Diabetes mellitus II	Früher als „Alterszucker" bezeichnete Stoffwechselerkrankung mit überhöhten Blutzuckerwerten
Elephantiasis	Unförmiges Anschwellen von Körperteilen, besonders der Extremitäten, infolge chronischer Lymphstauung, z. B. „Elefantenbeine"
Endokrine Drüsen	Drüsen, die ihr Sekret, meist Hormone, in das Blutgefäßsystem absondern
extrazellulär	außerhalb der Zellen
Extrazellularraum	Raum außerhalb der Zellen, der die extrazelluläre Flüssigkeit (Lymphe) enthält
Fibromyalgie	Chronische Schmerzkrankheit in den Weichteilen des Bewegungsapparats und an Triggerpunkten, insbesondere bei Belastung
Fluidität	Fließeigenschaften einer Flüssigkeit, hier: der Lymphe
Gluten	Gluten (= lat.: Leim) ist das Klebereiweiß in Getreide, das entscheidend für die Backeigenschaft von Mehlen ist. Gluten ist beispielsweise in Roggen, Weizen, Gerste, Dinkel, Grünkern, Emmer, Einkorn, Kamut und verwandten Getreidesorten enthalten. Glutenfrei sind Samen und Getreide ohne Klebereiweiß wie Reis, Hirse, Quinoa, Amaranth, Mais, der sogenannte Wildreis und Buchweizen.

Grundregulation	Nach Prof. Alfred Pischinger (1899-1982) kommt es früher oder später zu einer Erkrankung, wenn die Regelabläufe zwischen Zellen und dem umgebenden Milieu gestört sind. Bei allen chronisch-degenerativen Krankheiten spielt demzufolge die Therapie des Zelle-Milieu-Systems eine entscheidende Rolle.
Hallux valgus	Abweichung der Großzehe im Grundgelenk nach der Fußaußenseite
Halsdreieck, laterales	= Regio cervicalis lateralis; Bereich zwischen Vorderrand des Trapezmuskels, Hinterrand des Muskels Sternocleidomastoideus und Schlüsselbein
intrazellulär	innerhalb der Zelle
Kapillare	Sehr feiner, langgestreckter Hohlraum (lat. capillus = Haar), hier: haardünnes Blutgefäß/Endstrecke der Blutbahn
Karpaltunnelsyndrom	Nervenquetschung (Nervus medianus) im Bereich des Handwurzelkanals, d. h. zwischen Daumenballen- und Kleinfingerballenmuskulatur, mit entsprechenden Symptomen der Hand
Latente Acidose	= versteckte Übersäuerung. Nach Friedrich F. Sander ist die Übersäuerung des Gewebes im Gegensatz zur Blutacidose ein wesentlicher Faktor für die Lymphverfestigung. Auf dieser wiederum basieren die meisten Krankheiten, von Abwehrschwäche über Rheuma, Diabetes mellitus II oder Hautkrankheiten bis Schlaganfall.
lateral	seitlich
Lymphblockade	s. Acidotische Lymphblockade
Lymphe	Klare bis hellgelbe Flüssigkeit, die die Körperzellen umspült, sie trägt, versorgt und entsorgt
Lymphologische Ganzheitstherapie (LGB)	Die von Dr. med. A.H. Barth entwickelte Lymphologische Ganzheitstherapie ist eine tief greifende Behandlungsmethode, die die Körperfunktionen insgesamt verbessert und insbesondere bei schweren, chronischen Erkrankungen zu erstaunlichen Heilungsprozessen führt. Die LGB bringt den gesamten Lymphfluss wieder in Bewegung und fördert den Abbau von acidotischen Lymphblockaden.
Lymphsumpf	Acidotische Lymphblockade vorwiegend im Bereich von Hals- und Lendenwirbelsäule
Mamma	Weibliche Brustdrüse

Morbus Dupuytren, M. Dupuytren	Bindegewebig derbe Verhärtung des Unterhautgewebes der Handfläche, die auch die Beugesehnen der Finger erfasst und deren Streckung verhindert
Myom	Muskelgeschwulst der Gebärmutter
Ödem	Schmerzlose, nicht gerötete Schwellung infolge von Wasseransammlung in den Gewebespalten, z. B. der Haut oder Schleimhäute; Lymphstau
Peripherie	Gegensatz zu Zentrum; hier: die Extremitäten im Gegensatz zum Körperstamm
Prominens	= Vertebra prominens. Der 7., hervorstehende Halswirbel
Qi	Chin. qi, jap. ki = Energie, Atem; Ziel der asiatischen Heilslehren ist der harmonische Fluss der Lebensenergie.
Radix mesenterii	Lat.: Wurzel; Ursprungsstelle des Bauchfells an der Bauchrückwand; zugleich die Gekrösewurzel
Säure-Basen-Haushalt	Grundregulationssystem für den Stoffwechsel der Lebewesen. Lebende Zellen brauchen ein optimales Gleichgewicht zwischen Säuren und Basen im Extrazellularraum (Lymphe, Blut). Maßeinheit ist pH (> 7 = basisch, < 7 = sauer).
Septum, Septen	Scheidewand, -wände
Solarplexus	Sonnengeflecht; zentrale Umschaltstation für autonome/vegetative Nervenfasern (Sympathicus/Parasympathicus), die die Funktionen und das Zusammenspiel der Bauchorgane reguliert und über das Wohlbefinden, über Unwohlsein wie seelische Stimmung (z. B. Bedrückt sein) entscheidet
Synovia, Synovialflüssigkeit	Gelenkschmiere
Thymus	= Bries; hinter dem Brustbein oberhalb des Herzens gelegenes Organ des lymphatischen Systems zur Prägung der T-Lymphozyten und zellvermittelter Immunität
Tonus	Spannungszustand eines Organs oder Organteils, z. B. eines Muskels
Triggerpunkt	Reizpunkt, dessen Berührung Schmerzen auslöst oder zu Muskelverspannung führt
Ulcus cruris	Unterschenkelgeschwür, meist über den Innenknöcheln
Viskosität, viskos	Grad der Zähflüssigkeit/zähflüssig
Zyste	Durch eine Kapsel abgeschlossener Tumor mit dünn- oder dickflüssigem Inhalt; hier: meist eine Retentionszyste, die aufgrund einer Abflussstörung Lymphe enthält

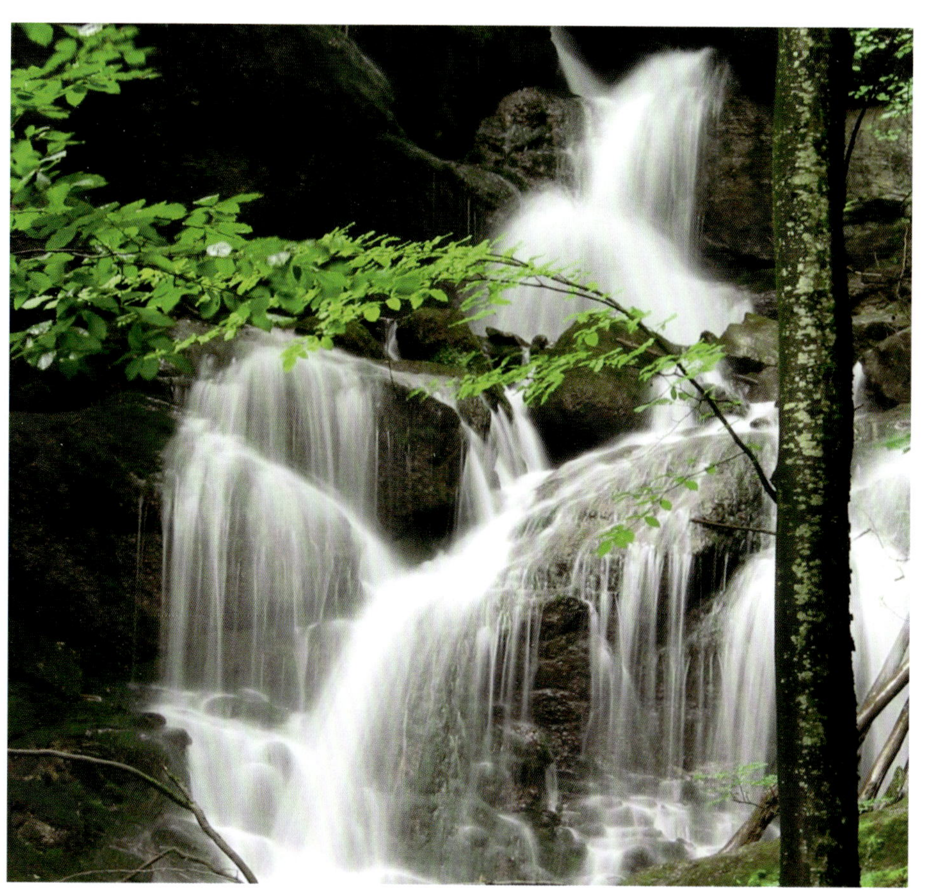

Danke an ...

... alle Seminarteilnehmer und Schüler, die mich über viele Jahre hinweg inspiriert haben, die ACIDOSE-SELBSTMASSAGE so zu entwickeln, wie Sie sie heute lernen können.

... SÄURE-FASTEN® Praktikerin Katalin Walz, die mit innerer Überzeugung im Hause POTAMOS mitarbeitet und sich für die Fotoaufnahmen zu diesem Buch und zur DVD zur Verfügung stellte.

... Norbert Messing, der die ersten Auflagen in seinem Verlag „Ganzheitliche Gesundheit" herausgegeben hat. Ich schätze ihn sehr als persönlichen Berater in allen Fragen zum Thema Säure-Basen-Haushalt.

Mit tiefem Dank erinnere ich mich an meine Lehrerin Dr. med. Renate Collier, die ich über viele Jahre bei ihrem Wirken begleiten durfte.

Herzlichen Dank meinem Lebensgefährten Dr. med. A. H. Barth. Gemeinsam entwickelten wir für Interessierte und Patienten einen Weg, der Medizin und praktische Vorbeugung zusammenführt – eine wahrhaft glückliche Fügung.

Rosemarie Holzer

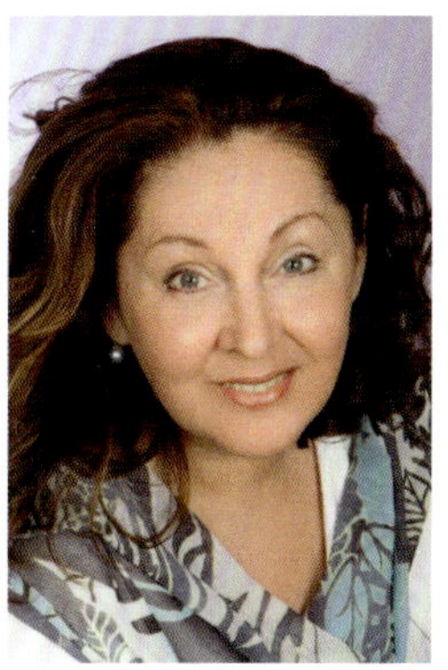

Seit Jahrzehnten stehen individuelle Ernährung und Körperwahrnehmung im Mittelpunkt ihres Wirkens. Nach ihrer Tätigkeit als Krankenschwester, Erzieherin, Begründerin von Acidose-Selbsthilfegruppen und ihrer Acidose-Ausbildung bei Dr. Renate Collier in den 1980er Jahren gründete sie die Acidose-Region Baden 1992 mit Sitz in Königsfeld im Schwarzwald und bildete die ersten SÄURE-FASTEN® Praktiker aus. Es ist ihr Bestreben, ihr Wissen und ihre Erfahrung mit den Schülern und Seminarteilnehmern zu teilen, damit diese das Erlernte im Alltag umsetzen und weitervermitteln können.

Seit Oktober 2004 Leitung des POTAMOS Ausbildungscentrums in Britzingen im Markgräflerland mit den Ausbildungszielen ACIDOSE-NATURKÜCHE Praktiker, ACIDOSE-LYMPHMASSAGE Praktiker, ALYB-Lehrer und LGB-Therapeut.
2007 Gründung des POTAMOS Verlages

Dr. med. A. H. Barth

Jahrzehntelange Allgemeinpraxis, 3 Jahre Afrika-Aufenthalt, Gründung und Leitung der Akademie Homöopathischer Ärzte und der Homöopathischen Kurklinik Bad Imnau, F.X. Mayr-Arzt seit 1988, diverse Naturheilverfahren.
Entwicklung der Lymphologischen Ganzheitstherapie LGB®.
Seit 2004 Privatpraxis im POTAMOS Acidosecentrum in Britzingen mit zusätzlichen Behandlungsmöglichkeiten und Präventivangeboten. Ärztlicher Ausbildungsleiter im POTAMOS Ausbildungscentrum.

POTAMOS® Leitbild

1. Im Mittelpunkt unseres Denkens und Handelns steht die Vorstellung vom Menschen, der von Grund auf heil werden will. Daher bemühen wir uns in Forschung, Diagnose und Therapie darum, Krankheit zu verstehen und zu wenden.

2. Auf dem Weg zu Diagnose und Heilung erweist sich die Lymphe als dasjenige Medium zwischen Mensch und Umwelt, in dem sich Krankheit und Gesundheit abbilden. So wie die Verfestigung der Lymphe auf systemische und lokale Störungen des Leibes hindeutet, so weist die Verflüssigung der Lymphe auf seine Gesundung hin.

3. Indem der Mensch zwischen dem Flüchtigen (Pneuma*) und dem Festen (Versteinerung) steht, erweist sich die flüssige Lymphe – dem Meerwasser ähnlich – als Medium und Bild des Lebens. Unsere Aufmerksamkeit gilt daher in besonderem Maße dem Wasser in und um uns.

4. Wir erheben keinen Alleinstellungsanspruch auf Heilung. Indem wir die Lymphe als Austragungsort erwünschter und unerwünschter leiblicher Prozesse erkennen, verstehen wir uns vielmehr als Vermittler zwischen den verschiedenen Heilwegen. Diese finden wir in einer am Ganzen des menschlichen Daseins orientierten Schulmedizin ebenso wie in der auf ganzheitliche medizinische Begleitung gerichteten „Komplementärmedizin“.

5. Analog zu diesem Verständnis von der möglichen Gleichrichtung der Heilwege streben wir die interdisziplinäre Kommunikation und Aktion mit allen in Heilberufen und verwandten Feldern tätigen Menschen an.

6. Wir sehen uns so in einer Tradition, für die Namen wie Hippokrates, Paracelsus, Hahnemann, Collier u. a. stehen, welche nicht glaubten, den Menschen auf seine Funktionen reduzieren zu können, sondern ihn vielmehr als Geschöpf und freien Geist mit freiem Willen zugleich wahrgenommen haben.

7. Wir wissen, dass wir als Teil eines politischen und ökonomischen Gesamtsystems an Grenzen stoßen und selbst begrenzt sind. Wir wollen jedoch diese Grenzen ohne Anmaßung und den Irrglauben, dass das Leben je zu beherrschen und verfügbar sein könnte, bewusst überschreiten. Für solche Grenzüberschreitungen benötigen wir gleichermaßen Mut und Demut. Diesen Tugenden entspricht die Fähigkeit zur kritischen Intervention und die Kraft der Geduld.

8. In diesem Geiste wollen wir mit allen unseren Partnern zusammenarbeiten. Dies sind niedergelassene Ärzte, Kliniken, Heilpraktiker, andere professionelle Begleiter und Anbieter von Leistungen sowie alle Menschen auf dem Weg ihrer Heilung.

9. An diesem Leitbild wollen wir unser strategisches und alltägliches Handeln ausrichten. Dabei wollen wir uns in dem Sinne kongruent verhalten, dass wir unsere heilberufliche Arbeit nach innen in demselben Geist leisten, den wir nach außen kommunizieren.

10. Nichts Menschliches ist fertig, alles ist im Fluss. Alle unsere Freunde und Partner, Lehrer und Schüler, Heiler und Patienten stehen in der Offenheit eines Geschehens, die wir durch Achtsamkeit und Gelassenheit erhalten wollen.

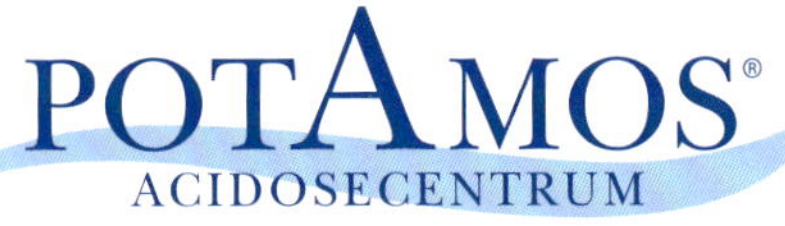

Marken mit Qualitä

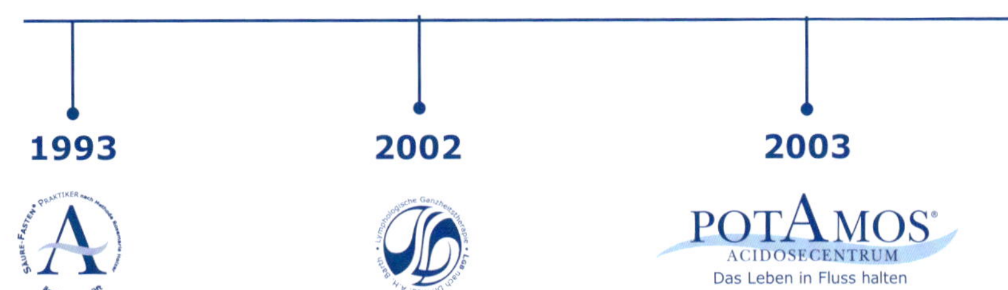

1993	Das Acidosecentrum Königsfeld wird gegründet. Die ersten SÄURE-FASTEN® Praktiker werden ausgebildet.
2002	Dr. med. A. H. Barth erwirbt Markenschutz für die LGB®.
2003	Das POTAMOS Acidosecentrum in Britzingen wird eröffnet. Die ersten LGB® Therapeuten werden ausgebildet.

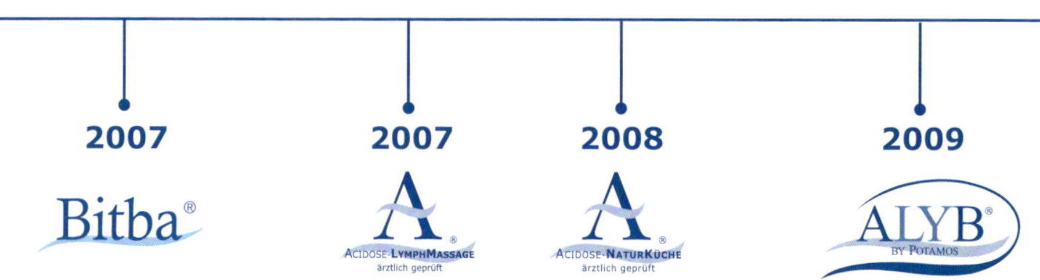

2007	Bitba Basenpulver wird als Marke geschützt. Die Produktreihe Carbonat, Classic und Turbo kommt auf den Markt.
2007	Die ersten ACIDOSE-LYMPHMASSAGE Praktiker werden ausgebildet.
2008	Das POTAMOS Schulungsangebot wird um die ACIDOSE-NATURKÜCHE erweitert.
2009	Die Marke ALYB® (acidotische Lymphblockade) steht für POTAMOS Therapie- und Präventionsangebote.
Heute	Das Unternehmen expandiert stetig und agiert in Deutschland, Österreich, der Schweiz, in Australien und Amerika.

Die POTAMOS® Ausbildung

Ausbildungsziele:

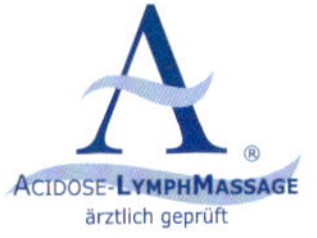

ACIDOSE-LYMPHMASSAGE Praktiker
Prävention, Heilberufe, Wellness

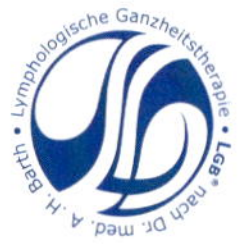

LGB® Therapeut der Lymphologischen Ganzheitstherapie nach Dr. Barth
Heilpraktiker und Ärzte

Die Ausbildungen werden von qualifizierten POTAMOS Lehrern durchgeführt und schließen mit einer ärztlich zertifizierten Prüfung ab.

Detaillierte Informationen über Ausbildungsinhalte und -termine sowie die Kontaktadressen der POTAMOS Absolventen finden Sie unter www.potamos.de.

Kontakte

Die aktuellen Kontaktadressen von

LGB® Therapeuten,
ACIDOSE-LYMPHMASSAGE Praktikern
und ACIDOSE-NATURKÜCHE Praktikern

finden Sie unter **www.potamos.de**

Aus dem Potamos-Shop

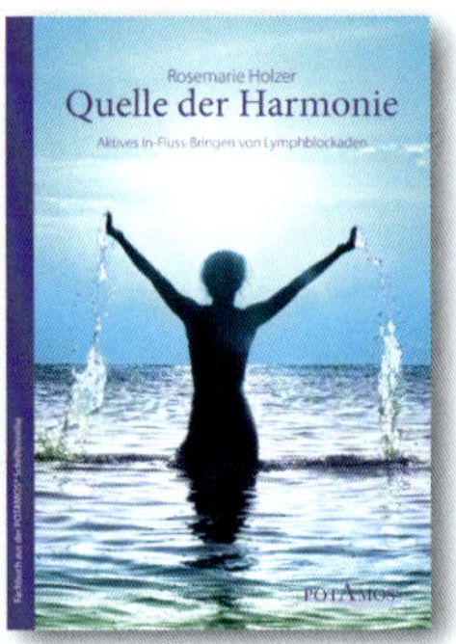

Rosemarie Holzer

Quelle der Harmonie

Aktives in-Fluss-Bringen von Lymphblockaden

In diesem Buch vermittelt die Autorin ihre Sichtweise und ihre Erfahrungen zu Themen wie: Bewegung ist Leben, Säftelehre gestern und heute, Einflüsse der Ernährung auf unsere Vitalität, die Organuhr, Säure-Basen-Gleichgewicht und Lymphe, die Bedeutung des Wassers für unser Leben, Farben und Licht, die 4 Elemente.

ISBN 978-3-9811851-8-8

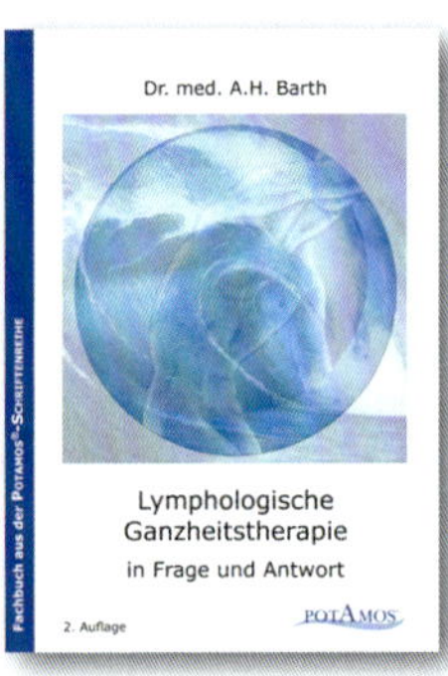

Dr. med. A. H. Barth

Lymphologische Ganzheitstherapie in Frage und Antwort

2. Auflage

Dr. med. A. H. Barth beantwortet Fragen rund um das Thema Lymphe. Auf einfache und verständliche Art und Weise werden Lymphfluss und Lymphkreislauf erklärt sowie Bedeutung und Aufgaben der Lymphe im Spannungsfeld zwischen Gesundheit und Krankheit dargestellt.

ISBN 978-3-9811851-2-6

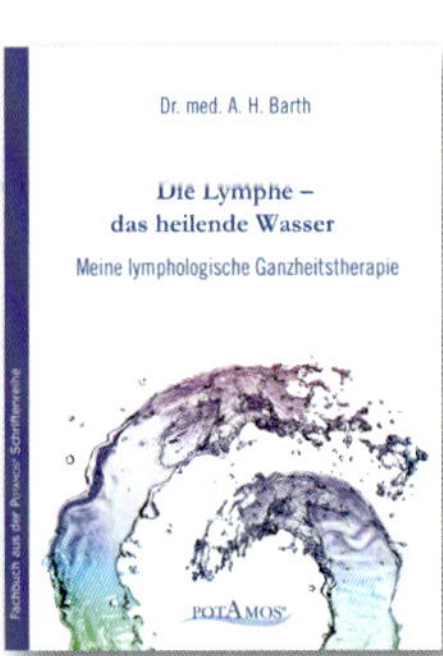

Dr. med. A. H. Barth

Die Lymphe – das heilende Wasser

Meine lymphologische Ganzheitstherapie

2. Auflage

Die Lymphologische Ganzheitstherapie basiert auf dem „In-Fluss-Bringen“ der Lymphe und der Lösung tiefer acidotischer Lymphblockaden. Alle Organe und Gewebe werden hierdurch besser durchflutet. Informationen jeder Form - grobstofflich, feinstofflich und energetisch - erreichen einen höheren Wirkungsgrad. Therapien wirken schneller, intensiver und nebenwirkungsärmer.

ISBN 978-3-9811851-9-5
E-Book: ISBN 978-3-9811851-3-3

Rosemarie Holzer
ACIDOSE-NATURKÜCHE
5. Auflage

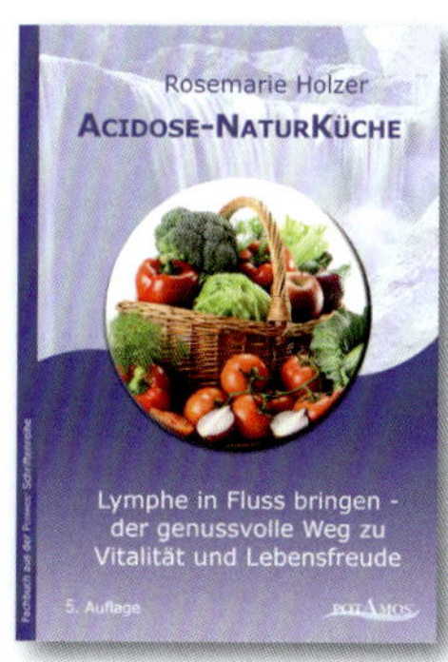

Das Buch ist weit mehr als eine Rezeptsammlung. Es bietet Lösungen zu allen Fragen der gesunden und schmackhaften Ernährung und zum Thema Entsäuerung. Viele farbige Bilder und ausführliche Schritt-für-Schritt-Anleitungen unterstützen Sie bei der Umsetzung der über 200 tiermilch- und zumeist auch glutenfreien Rezepte.
Ein wertvolles Buch, das hilft aus dem Wirrwarr der unzähligen Ernährungslehren die individuelle Kost zu finden, die zu mehr Wohlbefinden und Vitalität führt.

ISBN 978-3-9811851-1-9

Rosemarie Holzer
ACIDOSE-LYMPHGYMNASTIK
3. Auflage

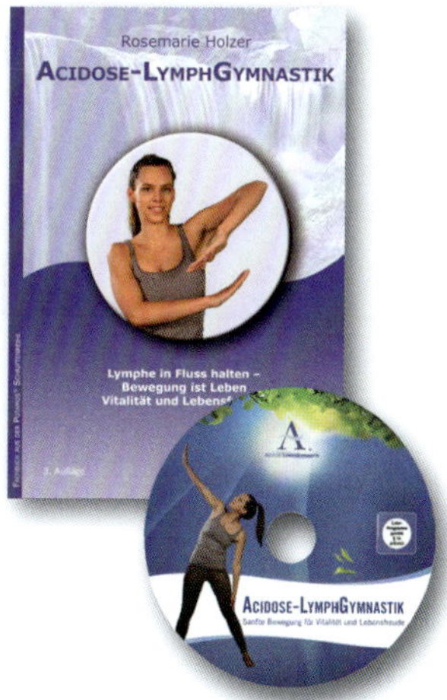

Rosemarie Holzer beschreibt in diesem Ratgeber ein vollständiges Gymnastikprogramm, alles anschaulich präsentiert und zur sofortigen Umsetzung in die Lebenspraxis bestens geeignet. Die ACIDOSE-LYMPHGYMNASTIK leistet Hilfe zur Selbsthilfe: Durch Wahrnehmen und Erleben erlernen wir wieder, Verantwortung für uns selbst zu übernehmen.

Buch: ISBN 978-3-9811851-6-4
DVD: ISBN 978-3-9811851-4-0

Bestellung und weitere Informationen unter **www.potamos-shop.de**

Filme

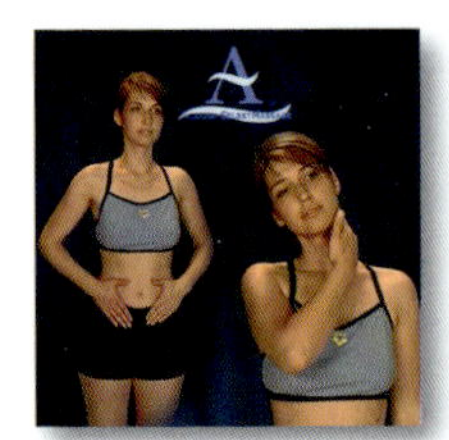

Rosemarie Holzer

Acidose-Selbstmassage und Acidose-LymphGymnastik

In den Filmen werden alle Griffe der
Acidose-Selbstmassage bzw. alle Übungen der Acidose-Lymphgymnastik deutlich gezeigt und ausführlich erklärt.
Auf einfache Weise lernen Sie, Ihre Lymphe in Fluss zu halten - die ideale Ergänzung zu den Büchern.

Sie die Acidose-Selbstmassage sowie die Acidose-Lymphgymnastik als MP4 auf USB-Stick in unserem Shop bestellen: **www.potamos-shop.de**

Bitba® - das Basenpulver!

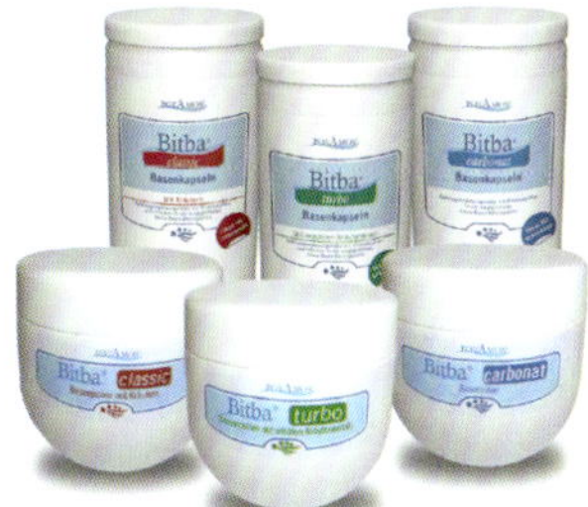

Nahrungsergänzungsmittel mit wertvollen Mineralstoffen für einen ausgeglichenen Säure-Basen-Haushalt und zum Abbau von acidotischen Lymphblockaden. Das Verhältnis von Säuren und Basen ist für die Funktion aller Stoffwechselvorgänge im Organismus und für den Lymphfluss von großer Bedeutung. Daher ist es oft sinnvoll, die tägliche Ernährung durch eine Kombination wertvoller Mineralstoffe und Kräuter zu ergänzen.

Bitba Basenpulver nach Dr. Barth

Bitba carbonat

Wertvolle Mineralstoffe.
Bei unausgewogener Ernährung, bei Sodbrennen und nach körperlicher und geistiger Anstrengung.

Bitba classic

Wertvolle Mineralstoffe kombiniert mit natürlichen Bitterstoffen.
Zur milden Aktivierung des Magen-Darm-Traktes, bei unausgewogener Ernährung und nach körperlicher und geistiger Anstrengung.

Bitba turbo

Wertvolle Mineralstoffe mit erhöhtem Anteil an natürlichen Bitterstoffen.
Bei Säure-Fasten-Kuren und zur Aktivierung des Magen-Darm-Traktes.

Bitba Basenkapseln carbonat, classic und turbo

Ideal für unterwegs.
Die Kapseln bestehen aus Zellulose und sind frei von Gelatine.

- ✓ Hergestellt in Deutschland
- ✓ Hochwertige Rohstoffe und sorgfältige Verarbeitung
- ✓ Bestabgestimmte Kräuterauswahl aus kontrolliert biologischem Anbau
- ✓ Frei von Gluten und Milchbestandteilen
- ✓ Vegan
- ✓ Frei von Farb-, Aroma- und Konservierungsstoffen
- ✓ Frei von Füll- und Hilfsstoffen
- ✓ Ausgesuchte Rohstoffquellen und Rohstoffqualitätskontrollen
- ✓ Regelmäßige Laboruntersuchungen

Bestellung und weitere Informationen unter **www.potamos-shop.de**

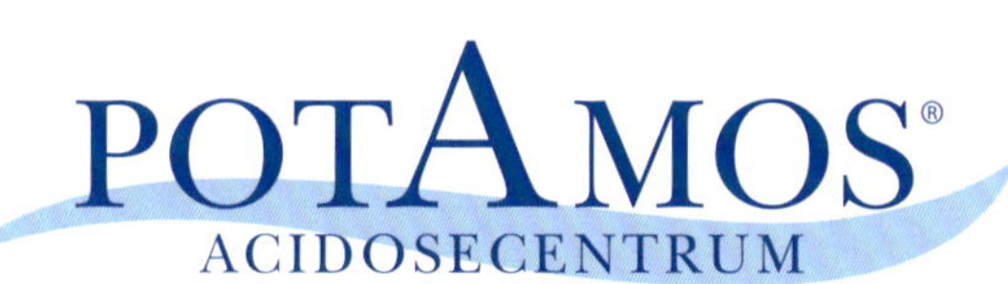

POTAMOS® ACIDOSECENTRUM Rosemarie Holzer
Bugginger Straße 19 a
79379 Britzingen
DEUTSCHLAND
Telefon: +49 7631 937050
Fax: +49 7631 937092
E-Mail: post@potamos.de
www.potamos.de

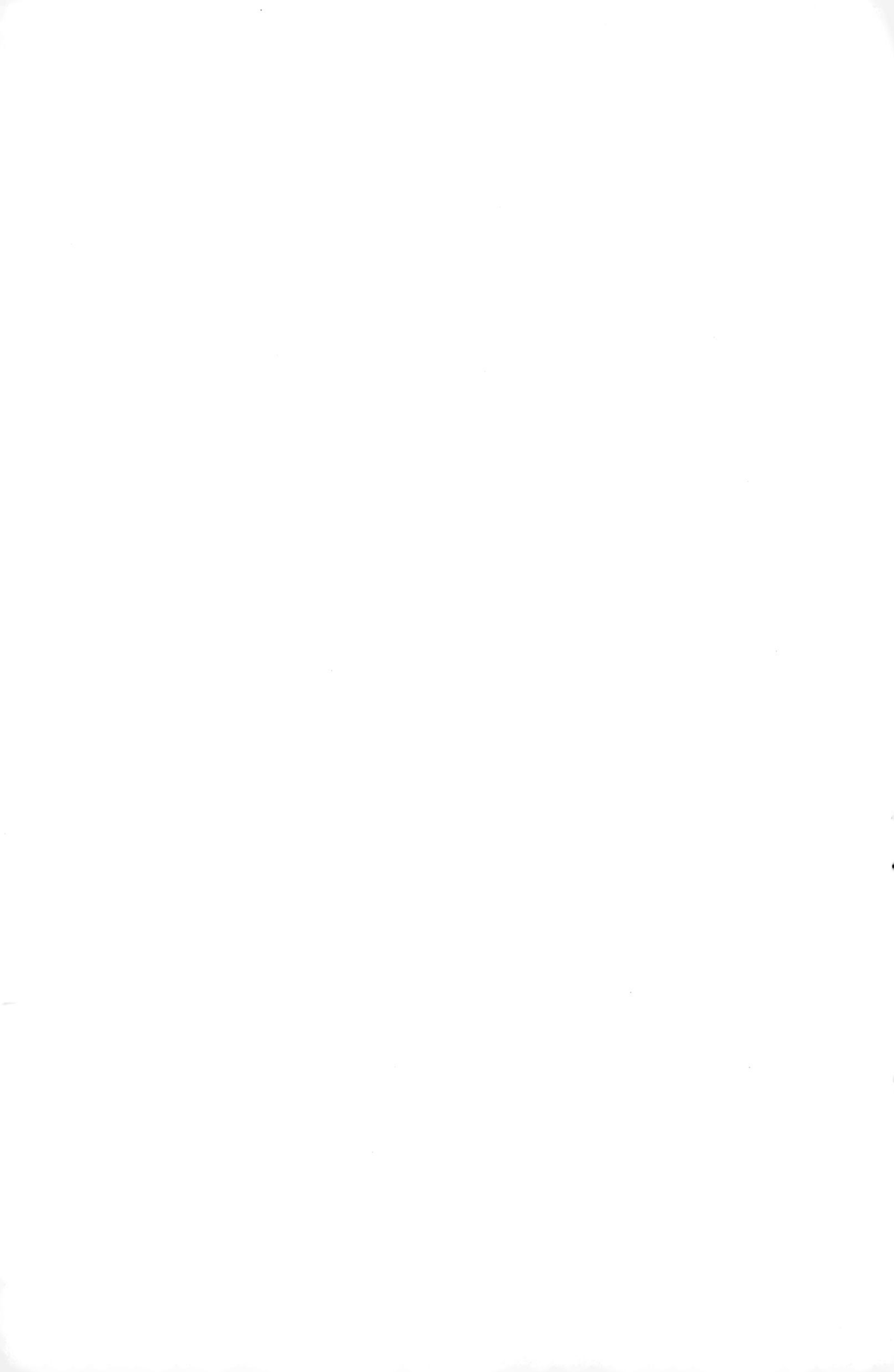